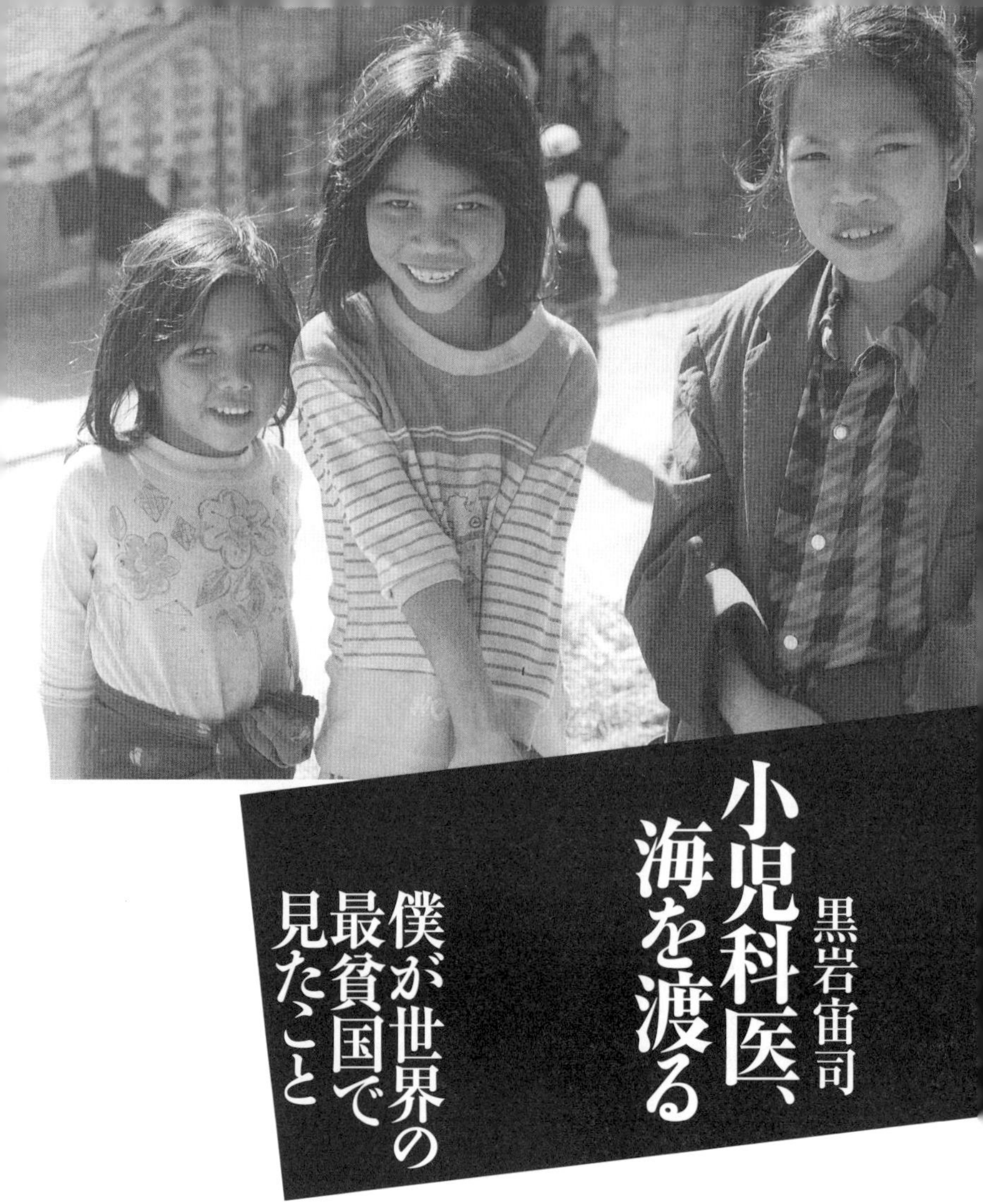

小児科医、海を渡る

黒岩宙司

僕が世界の最貧国で見たこと

いそっぷ社

小児科医、海を渡る●目次

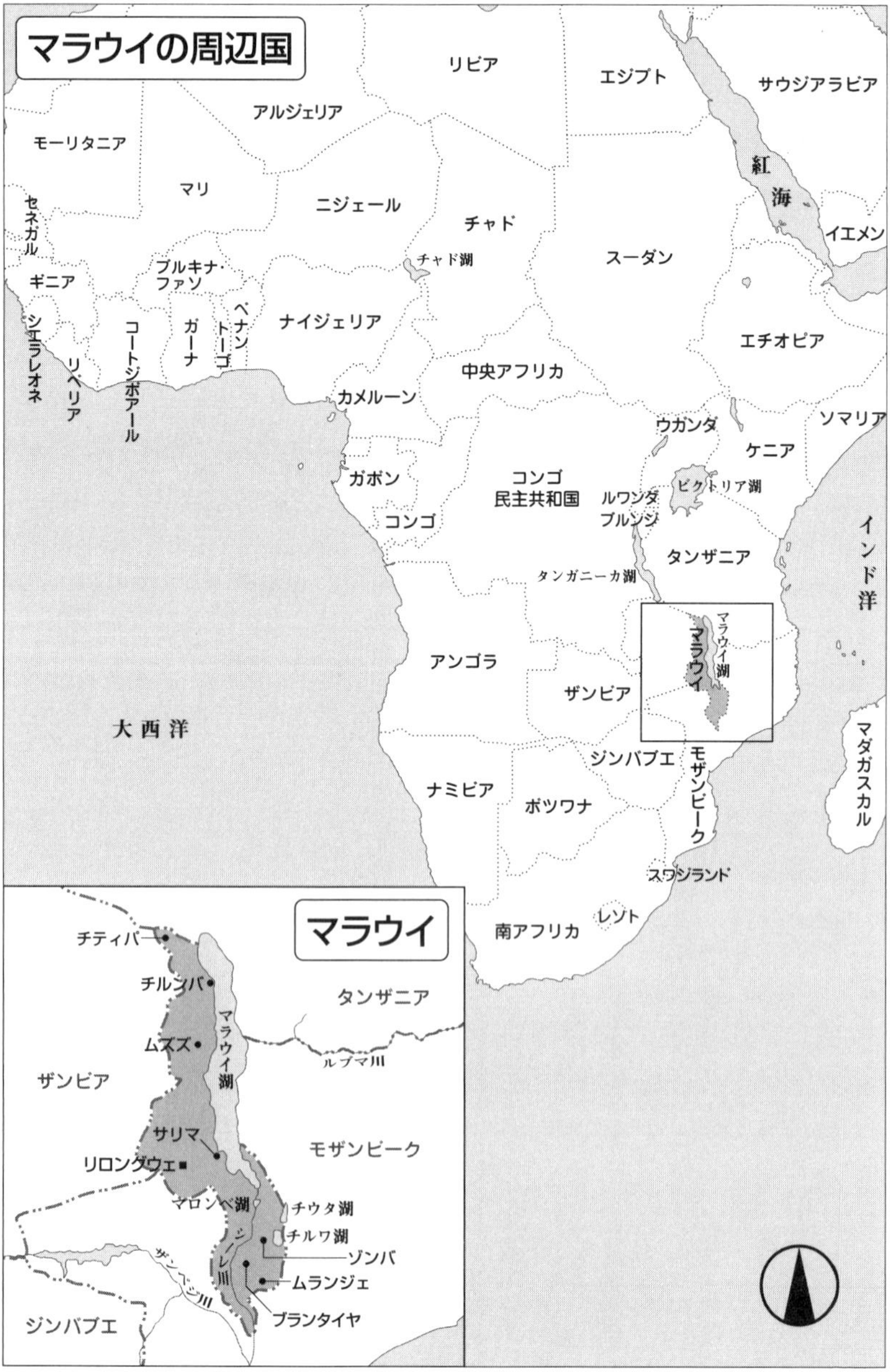
マラウイの周辺国
リビア
エジプト
サウジアラビア
アルジェリア
モーリタニア
紅海
マリ
ニジェール
チャド
セネガル
イエメン
スーダン
チャド湖
ギニア
ブルキナ・ファソ
ベナン
シエラレオネ
コートジボアール
ガーナ
トーゴ
ナイジェリア
エチオピア
リベリア
中央アフリカ
カメルーン
ソマリア
ウガンダ
ケニア
ガボン
コンゴ民主共和国
ルワンダ
ブルンジ
ビクトリア湖
コンゴ
インド洋
タンザニア
タンガニーカ湖
マラウイ湖
マラウイ
アンゴラ
ザンビア
大西洋
マダガスカル
ジンバブエ
モザンビーク
ナミビア
ボツワナ
スワジランド
レソト
南アフリカ
マラウイ
チティパ
チルンバ
タンザニア
マラウイ湖
ムズズ
ルブマ川
ザンビア
サリマ
モザンビーク
リロングウェ
マロンベ湖
チウタ湖
チルワ湖
シーレ川
ゾンバ
ザンベジ川
ムランジェ
ブランタイヤ
ジンバブエ

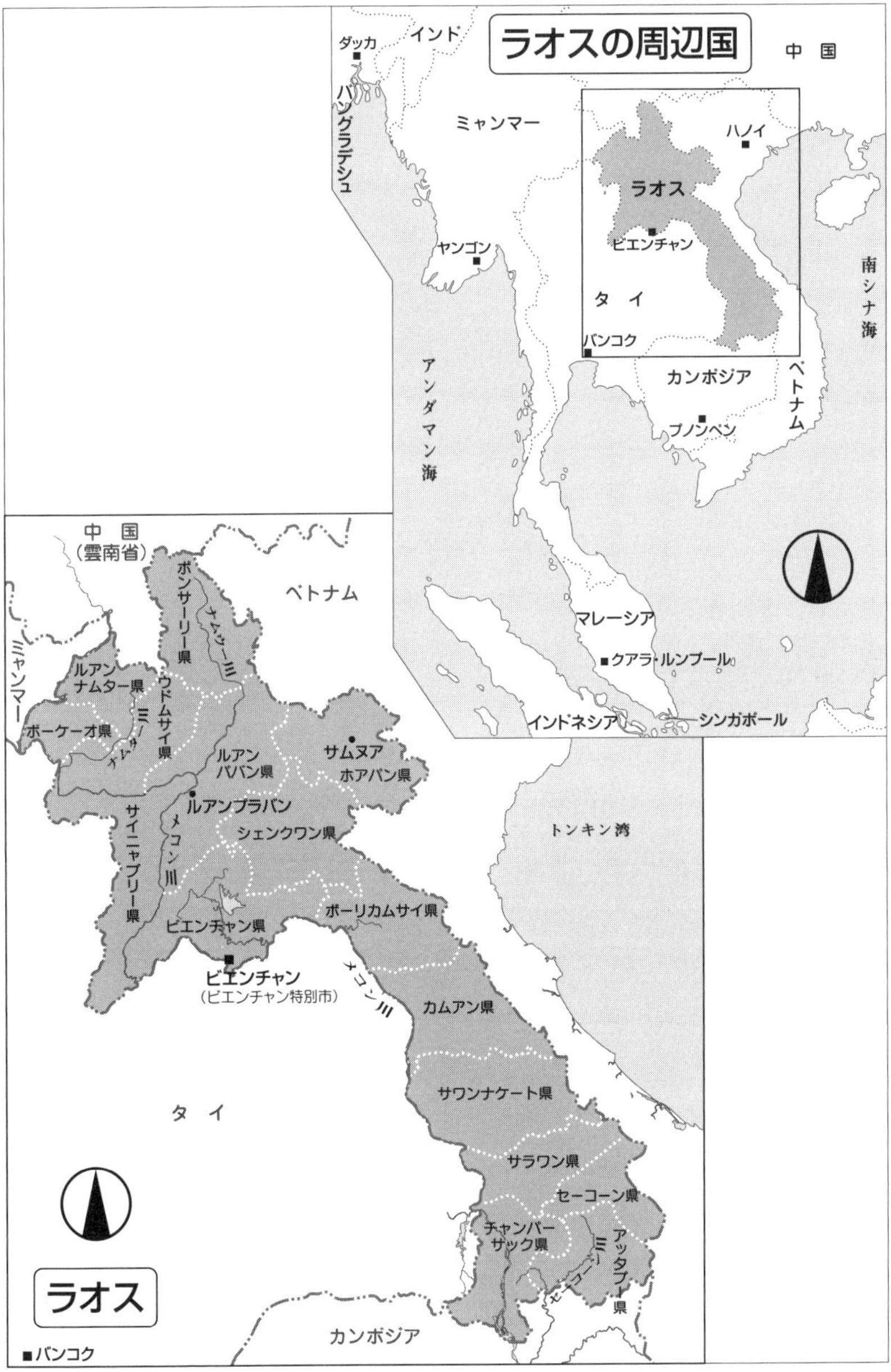

ラオスの周辺国
インド
ダッカ
中国
バングラデシュ
ミャンマー
ハノイ
ラオス
ビエンチャン
ヤンゴン
タイ
南シナ海
バンコク
カンボジア
アンダマン海
ベトナム
プノンペン
マレーシア
クアラ・ルンプール
インドネシア
シンガポール
中国
(雲南省)
ポンサーリー県
ナムウー川
ベトナム
ミャンマー
ルアン
ナムター県
ウドムサイ県
ボーケーオ県
ルアン
パバン県
サムヌア
ホアパン県
ルアンプラバン
サイニャブリー県
メコン川
シェンクワン県
トンキン湾
ボーリカムサイ県
ビエンチャン県
ビエンチャン
(ビエンチャン特別市)
メコン川
カムアン県
サワンナケート県
タイ
サラワン県
セーコーン県
チャンパー
サック県
アッタプー県
セーコーン川
ラオス
カンボジア
バンコク

装幀／緒方修一
写真／黒岩宙司
地図／ムネプロ

第一章

小児科研修医、二年目の秋

十六歳の難病患者

一九八六年も十一月に入り、僕は福岡のとある大学病院の小児科研修医として二度目の秋を迎えていた。

福岡の東に位置する大学病院はバス通りから少し外れた閑静な商店街の中にあった。病院の門は頑強な造りで、ところどころに苔《こけ》が生え、いい具合に色褪《あ》せた柱が歴史を感じさせ、旧帝国大学の威厳のようなものを漂わせている。門を抜けて両脇に街路樹が植えられた歩道をしばらく歩くと六階建ての病院につく。その二階が僕の勤務する小児病棟で、多忙を極める大学病院にもようやく慣れ、後輩の研修医に基本的なカルテの書き方や採血の指導をしていっぱしの先輩風を吹かせはじめたころだった。

いつものように病院の自転車置き場に無理やりバイクを押し込み、ヘルメットを抱えて白衣がちらほらする渡り廊下を通り、自動販売機で缶コーヒーを買って一気に二階に駆け上がった。医師控え室のソファーには昨夜泊まったのだろう、術衣を着た一年後輩の研修医が、でかい腹から臍《へそ》を見せて豪快にいびきを立てて眠っている。ロッカーから白衣を取り出して袖《そで》を通した。空腹でまだ半ば睡眠状態の体に、甘くて暖かいコーヒーがしみわたった。

ナースステーションでは看護婦が集まって朝の申し送りをしていて、隣の処置室では朝の早い同期の中田が採血をしていた。僕たち研修医の朝の仕事は受け持ちの子どもたちの採血に始まるのだ。研修医一人につき平均六名ほどの患児を担当していて、治療の効果を判定するために採血をするのだが、子どもは血管が見えにくい上に入院の長い子は採血を繰り返すため血管がつぶれてしまうこともあった。採血がうまくいかずに子どもに泣かれて汗だくになることも珍しくない。

「おはよう」、やわらかい声は先輩の大橋先生だった。

大橋先生は十一月から病棟担当医になっていた。病棟担当医は入院が支障なく行われるように現時点の空きベッドの数を確認し、さらに近日中に退院できそうな患児の予想を立てる。さらに一人一人の患児の状態を把握した上で、研修医の治療の状況を確認する。いわば病棟医療の最前線に目を光らせているのだ。朝の七時二十分というのに彼女は既に四十人の入院患者のカルテに一通り目を通していた。

「大橋先生早いですね。偉いなあ、僕は先生を鏡にしますよ。それともデート先から病院に直行ですか」

なぜかこの先生の前では軽口が出てくる。

淡いルージュのひかれた唇に笑みを浮かべて大橋先生は軽く受け流した。そして、「陽ちゃんがいなくなったら、藤田くん寂しがるだろうな」と採血の準備をする僕に、ポツリとこぼすようにつぶやいた。

陽ちゃんこと林田陽一は、十六歳になる血液疾患の患者で僕が主治医だった。夏休みを利用した検査入院の子どもたちが退院して、病棟が落ち着きを取り戻した九月に彼は入院してきた。小児科は中学三年生までの入院が原則で、高校生になると内科で診るのが普通だが、陽一は十歳でここの小児科を受診してから入退院を繰り返しており、先生たちも看護婦さんたちもみな顔なじみだ。大人ばかりの見知らぬ内科に転科するのは気が重いのだろう、本人の強い希望もあって高校生になった今でもこの小児科で診ている。

彼は赤血球や血小板などの数が減っていく病気にかかっていた。出血が起きやすくなり、鼻血が止まらず、簡単な刺激で皮膚に出血班《はん》が浮かぶ、といった具合でこれまでにもいろいろな治療が試みられたが思うように良くならない。今回はいままでになく出血が多く、入院が長引いていた。なかなか改善せず、むしろじわじわと悪化していく陽一の病状に、主治医の僕は神経をすり減らす毎日を送っていた。

病院の中で芽生えた友情

大学病院では長い年月にわたって治療が必要な子どもたちが、数ヶ月、一年という間隔で入退院を繰り返す。藤田もそんな子の一人だった。小学六年生の彼は最近見かける顔で、素直さと生意気さの同居したハンサムな子だった。廊下ですれ違うときに目で挨拶《あいさつ》をするといっぱしに目で挨拶を返しながら、その顔はどこか照れている。主治医ではないので彼のことはよくわからないが、先輩の大橋先生は毎年見る顔なのだろう。陽一が死んだら藤田は寂しがるに違いない、と彼女はいっているのだ。

「陽一と藤田は長い仲なんですか」

「そうね、長いわ。毎年入院してくるからね」

「こないだ病室に行ったら藤田と千代ちゃんが壁にもたれてね、陽一の処置をじっと見てましたよ」

「そうそう、あの千代ちゃんが、お兄さんたちの後をくっついていくのよね」

大橋先生は目を細め、溶けるような優しい表情を浮かべた。

千代ちゃんは五歳、どちらかというとおとなしい子でやはり最近見るようになった。確かに千代ちゃんと藤田は一緒にいることが多い。

病気が落ち着き、少なくとも病室から出て歩き回ることのできる患児が、病気が重くなってベッドから動けない患児のところへこっそりと見舞いに行くのはよくあることだった。先日陽一の部屋でこの二人を見たときも、子どもらしくはにかみながらも両手を後ろ手で組んで、白壁を背に心配そうにベッドの上の陽一を見ていた。陽一の表情には僕に見せたことのないやわらかさがあり、三人の間には通じあう温かい絆《きずな》のようなものがあった。

九月の入院以来、陽一と僕との間には会話がなかった。僕の質問に対して彼はうなずくか、かぶりを振るかで自分の意思を伝えた。一度も僕の目を見ることはなく、沈鬱《ちんうつ》な表情こそすれ、決して笑顔を見せないのだ。

僕は自分が作り出すことのできない温かい雰囲気に軽い嫉妬《しっと》を感じながらも胸を打たれた。病院の中で芽生えた友情にはなにか特別なものがあり、病気と長いつきあいになっている子どもたちは、生命の灯を本能的に感じているのかもしれない。

「今の陽一には、僕なんかより藤田や千代ちゃんのほうがどれだけ支えになるかわからないな」

僕は投げるようにいった。本心だった。

「多少の気休めになるかもしれないけど、陽ちゃんが本当に頼りにしているのは先生よ」

「……僕をですか？　陽一のカルテを読んだでしょう。この期に及んで本気でそんなことをいってるんですか」

僕はびっくりして大橋先生の目を見た。

「本気よ」

大橋先生は僕の目を逸《そ》らさずに答えた。

「彼の病室であの子たちを見たときは思わず天使かと思いましたよ。それに引きかえ、僕らがやっていることはもはや意味のないことだって思ったな。悪魔が毒を盛るよりも性質が悪いじゃないですか」

「意味はあるはずよ」

「避けられない死を前にして治療をつづけているんですよ。何の意味があるんですか」

「先生が一生懸命やっている限り、仮にあの子が死を予感していても、あの子の中にはひょっとしたら良くなるかもしれないという希望が生まれるのよ。希望を失ったり奪われたりした人間ほど悲惨なものはないわ。わずかでも希望があるということは心の平静を呼べるものよ。少しでも陽ちゃんの心から余計な不安を減らして死を迎えさせてあげるのは、医師であり主治医である黒岩先生、あなたしかいないのよ」

大橋先生は僕の目をしっかりと見て静かにそういった。彼女は嘘をいわない先生だった。短気な先生の多い循環器グループの中にあって、どんなに議論が白熱しても彼女は論点を見失わず、つねに冷静に納得できる論理を展開する。僕は心のどこかで彼女を尊敬していた。その彼女が、陽一は僕を必要としているというのだ。――僕は言葉を失い、大橋先生に見られながらぼんやりとその場に立っていた。

中田が眼鏡の奥から僕を見た。それは同じ秘密を持った者が見せる目だった。ようやく採血がうまくいき、子どもを外で待つ母親に帰した。そして一言だけ会話に加わった。

「いつの間にか、世間は僕らを医者と呼んでいるんだよな」

彼も僕と同じ研修医で、いつなんどき急変するかもしれない入院患者の主治医なのだ。そう、中田がいうように医学生として病院実習をしていたのはわずか数年前のことだ。患者さんから病歴を聞き、検査データから病名を考え、レポートを提出する。生身の患者さんの前に立つ緊張感や、病に苦しむ姿に心は痛んだけれども、レポートを提出して指導教官のサインをもらえば終わりで、週末は天神に繰り出して羽目をはずした。そして翌週には患者から離れ、次の実習がはじまるのだった。要点を外したレポートを提出しても、実習態度が悪くても、叱られて頭を垂れれば、学生ということですべてが許された。それは医者となった今の僕らとの決定的な違いだった。

他の受け持ち患者の診察が終わった頃、僕は陽一の母親に呼ばれた。

「先生、陽一が酸素がほしいといってます」

片肺が血液で溢《あふ》れて苦しいのだ。酸素をほしがったのはこれが初めてで、彼の病状は確実に進行している。酸素を流すとずいぶん楽になったのだろう、陽一はほっと安堵《あんど》したようにベッドに身をもたせた。

昼前には看護婦が慌ててやって来た。

「先生、陽ちゃんが大量に血便を出しました。輸血しないと――」

便というよりも血液の塊《かたまり》だった。出血は消化器にも及んだのだ。看護婦がいうように輸血は必要だろう、でもこんな血便を見たのはこの大学病院に勤務して初めてのことだ。

小児科医局にいる石原先生に陽一の報告に行った。医局は小児病棟とは渡り廊下でつながっていて古びた建物の三階にあった。そこは教授を筆頭に助教授、講師、助手の先生たちの部屋があり、研修医にしてみればまさに雲の上の世界だった。僕はここの雰囲気がどことなく威圧的で好きになれず、よほどの用事がない限り行ったことがない。ノックをして扉を開けると石原先生は窓辺に置かれた机に向かって座っていた。

振り返った石原先生に陽一の血便が百三十ｃｃ出たことを告げた。

「そんなに！」

常に冷静な石原先生が大きな声を出すのを初めて見た。

「輸血の準備はできています」

彼は答えなかった。つまり輸血はＯＫなのだ。しかし常に解決法のオプションを揃え、先を読み、帰着点を知っている彼の腐心はそんなところにはないのかもしれない。気になっていたことを聞いてみた。

「父親を呼びますか」

「そうだね」

石原先生は難しい顔をして腕を組んだ。

二つの心電図

二日後に尿が出なくなった。導尿しても小さな血塊を引くだけで、先日のように大きなものは引けなくなった。父親が来ていた。以前は僕が診察に来ても一言も口をきかずに弁当を食べつづけ、あまりの無愛想な態度に、この父親は子どもの死を待っているのではないか、とまで思ったものだが、今日は別人のようだった。

導尿する僕の横で陽一を気づかって、「痛くはないか、どこが痛いんだ」と言葉をかけ、僕が頼んだとおりに下腹部を圧迫した。父は息子の死を待ってなどいたのではない、わが子が不憫《ふびん》でいたたまれなかったのだ。僕たちにあんな態度をとったのは、陽一の病を完治させることのできない医療に対する精一杯の抗議だったのではないだろうか。

僕は看護婦の作田雪子が語った言葉を思い出した。

「陽ちゃんが一言も口をきかないのは、先生たちが怖いからだと思う。今度は何の検査だろう、何の治療だろう、痛いのを我慢して先生のいうとおりにしてもぜんぜん退院できないんだもの。先生たちが集まってるのを見たら、自分にとって何か良くないことを話しているって思うんじゃないかな。患者は自分の生命を預けてしまっているのよ。圧倒的に弱い立場にあるわ。陽ちゃんの場合は先生たちの前で言葉を消し去ることで、ぼろぼろに破れてしまいそうな自分というものを、せいいっぱい守っているのだと思うな」

家族の気持ちもきっと同じに違いない、懸命に介護する父親を見ているとそんな気がしてならなかった。

母親の目は潤《うる》んでいた。「陽一、陽一」と励ましていた。ペニスには新鮮血がにじんでいた。陽一はかなり痛がっていたが、一言も弱音を吐かなかった。僕は下唇を噛《か》んで涙が落ちるのを我慢した。

導尿はうまくいかなかった。もはや事態は単純ではなかった。腎臓が専門の山根先生がエコーを施行した。少なくとも尿管や膀胱《ぼうこう》に血塊による閉塞《へいそく》はなかった。腎臓も正常に映った。検査を終わって病室を後にし、ナースステーションに入ると、山根先生がぽつんといった。「腎臓が尿をうまく作れなくなったのかな」僕は背筋が冷たくなった。――死がすぐそこに近づいているのだ。

そんな陽一の緊迫した容態のなかで、夕方六時半、急患が病棟に送り込まれた。

市内の病院から救急車で搬送され、外来を通さずに直接病棟へ上げられた。七ヶ月の女児で下痢が長くつづいていたが、体は冷たく、脈拍は弱く、心臓は徐々に止まろうとしていた。そこに居合わせた先生、看護婦たちが、それまでやっていた仕事を放り出して乳児を取り囲んだ。ある者は手足を温タオルであたためながら補液のための血管を捜し、ある者は採血を行い、ある者は心電図モニターを装着した。誰の目にも乳児は生きるか死ぬかの瀬戸際にあった。

正確な治療を行うために、一刻も速くこの子に何が起こっているのかを知る必要があった。採血は中央検査室に緊急で送ったが、その検査報告を待つ余裕はなく、一人の医師が容器に採った少量の血液サンプルを手にＩＣＵ（集中治療室）に走り、そこに設置してある機械を使って血液を検査した。検査結果は異常がある項目を見落とさないように印をつけるのだが、息を切らして医師が持ち帰った一枚のデータ用紙は赤い印だらけになっていた。

「ＩＣＵの機械が壊れてるんじゃやない！」数値を見た誰もが口々に叫んだ。見たこともないほど電解質の値がめちゃくちゃで、タンパク質は極端に減少しており、とても生きている人間の血液データとは思えなかった。しばらくして戻ってきた中央検査室の緊急検査結果も同じだった。

「腸が破壊されて、下痢と共に電解質もタンパク質も何もかもが漏れているんだ。正確な診断は今はわからないが、とにかくアルブミンの補給と、電解質の補正。死なせるわけにはいかない」

というのが、当直医をはじめそこに居合わせた医師のその時点での結論だった。受け持ち患者数が少ないということで僕が主治医に指名された。

夜九時、ナースステーションでは三つの心電図が動いていた。便利なもので病室から電波が飛んで離れた場所で観察ができる。急変があればアラームが鳴り、近くにいる看護婦に知らせることができる。二つの心電図が僕の受け持っている患者で、ともに心臓の鼓動を拾いスクリーンに美しい波形を描いていた。ひとつはさきほど緊急入院した乳児だった。七ヶ月の患児は死ななかった。体は温かくなり尿も出た。予断は許さないが一つの山を越して、生命に対する確かな希望が見えていた。もうひとつの心電図はやはり今日取り付けた林田陽一のものだった。尿の出も悪くなり、いわば坂を落ちるように下っていく生命の終焉《しゅうえん》を見落とさないようにつけられたものだ。二つの人生を映した波形を僕はくたびれた目で見比べた。

医師控え室に戻り、術衣に着替えた。

ソファーに座り新聞を読んでいた中田が、眼鏡の縁を指で上げて僕を見上げた。

「黒岩先生、今日は泊まるの？」

病院に泊まる医師は術衣を着る。そのままどこでも気楽に眠れて、翌朝になれば脱ぎ捨てればよかった。

「うん、泊まるよ」

「一度に大変になったな。ま、一段落したら、また賑《にぎ》やかにやろうや」

「そうだな、何もかも忘れて」

僕は中田の言葉に心が休まる思いがした。

流しの横の棚からカップを取り出してインスタントコーヒーを入れ、煙草に火をつけた。部屋の隅に置いてあるテレビでは、中森明菜が華やかな照明を浴び軽やかなステップを踏んで愛の歌を熱唱していた。コーヒーと煙草は張り詰めた体によくしみわたった。曲が終わるのを待って僕は医師控え室を出て新患の乳児の個室に行った。

母親がベッドに寄り添い、看病をしていた。部屋に入るとお辞儀をして場所を広げてくれた。乳児は肌に色が戻り、笑っていた。入院したときの青白く冷たい体が嘘のようだ。点滴は規則正しく落ち、腕は腫《は》れていない。とりあえず一命はとり止めたが、下痢の原因はまだわからない。この長期につづいている下痢さえ止まってくれれば、この子は助かるはずだ。僕は二、三の質問を母親にした。まだ大学生のようにも見える若い母親なのに、実に要を得た受け答えだった。陽一の対応でくたびれ切っている僕の心に、この子は絶対に助けてみせるという純粋な気持ちが湧いてきた。

「ありがとうございました」

　個室のドアを開いて外へ出ようとする僕の背を追ってきた言葉に思わず振り返った。母親は立ち上がり、頭を下げた。患者を前にして医師のとる道はただのひとつしかないというのに、僕たちがやっていることは人に礼をいわれることなのだろうか。今の僕にはとても不思議に思えた。

患者との距離

　三日間、僕は病院に泊まった。医局では主治医は患者とともに苦しみ、臨終に立ち会いなさいと教えていた。その意味を深く考えたこともなかったが、ただ最後はそこにいたかった。陽一にしてあげるせめてものことだと思った。

　土曜日にアパートに帰った。

　翌朝、病院から電話があった。

「先生、陽ちゃんのお母さんが、陽ちゃんがお腹を痛がってるから先生に来てっていってます。先生を呼んでって」

　看護婦の作田雪子だった。

「心拍は」

「百四十から百五十かな」

「わかった、すぐ行くよ」

時計は八時十分を指していた。

僕は布団から抜け出してステレオのスイッチを入れながらもう陽一は駄目かと思った。あの気丈な母親から病院へ呼び出されるなんて初めてのことだ。有能な看護婦の作田雪子が母親の言葉を受けてアパートまで電話をかけて来たのにはそれなりの意味がある。陽一はもうじき死ぬのだ。

昨夜は十一時ごろに帰宅し、ストーブの前の畳に横になったままいつの間にか眠った。三時ごろに目が覚めて布団に潜り込んだ。風呂にはお湯を張ったまま入らなかった。鏡のなかの顔は無《ぶ》精《しょうひげ》髭が伸び、疲れた生気のない顔をしていた。陽一にはこの顔が死に神に見えるのではないだろうか。はやく病院に行かなくてはいけないが、少なくとも僕が行くまで陽一は生きている気がした。僕は生気のある、昨日までの汗を流した綺麗《きれい》な体で、あの子の臨床に立ちたいと思った。熱いシャワーを浴び、髪を洗い、髭に剃刀《かみそり》をあてた。

中森明菜の「サザン・ウインド」がスピーカーを震わせていた。

再び電話が鳴った。

受話器のなかには作田雪子の優しい声があった。

「長嶺さんのアルブミンつづけるんでしょう」

長嶺というのは急患で来た、激しい下痢症の乳児だ。

「つづけるよ」

「来るでしょ」

「今、行くところだよ」

鏡のなかの僕は綺麗な顔になっていた。

けれども僕はコーヒーを入れ煙草に火をつけた。急ぎたくなかった。胸が詰まって苦しかった。行けばあの子は死ぬ、自分が行くまであの子は生きている、無性にそんな気がした。僕は時計をつけ、「サザン・ウインド」が終わったところで外へ出た。ずいぶん時間が経ったような気がしたが、歌一曲の時間しか過ぎていない。コーヒーも一口飲んだだけだった。僕は急いだ。バイクのアクセルを全開にして、車のまばらな日曜日の道路を全速力で走りぬけた。冬の風が少しも冷たくなかった。

石原先生が綺麗な白衣を着てすでに病室にいた。——どうしてこんな偉い先生が朝からいるんだ、彼の家はそんなに病院に近くはないはずだ。不思議に思ったが、深く考える余裕もなかった。夜間から早朝まで陽一を診てくれていた当直の先生は静かに病室を後にした。

陽一は酸素マスクをして肩で苦しそうに息をしていたが、意識はしっかりしていた。僕は思わず、「頑張れ！」と太い声をかけた。それは僕が彼に初めてかけた心の底からふり絞った肉声だった。陽一にはその声が届いたようで、薄く目を開けて僕の目を見た。陽一の視線が僕を捉えたのは入院以来初めてのことだった。窓から差し込む明かりを受けて、その目はほんの一瞬ちいさな光を放ったように見えた。そして陽一の容態は僕の到来を待っていたかのように急速に悪化していった。

呼吸が弱くなった。僕はずいぶんとバッグを押して酸素を彼の肺へ送り込んだ。汗が出るほどにバッグを押しつづけた。悔しくてしかたなかった。申し訳なくてしかたなかった。僕はバッグを押しつづけた。枕元では母親が何度も陽一、陽一と涙声で叫んでいた。母親の指が僕の指に触れた。その指は農業という日々の生業で節くれだっていた。彼女の指と厚い手の平は冷たく白い陽一の頬《ほお》と額をなでまわし、消え去ろうとする息子の生命を懸命に愛撫《あいぶ》しているように見えた。父親はベッドからやや離れたところに立ち、口を堅く結び、しっかりと、わが子を見つめていた。

「メイロン」と石原先生が看護婦にいった。使うのか、と僕は思った。反射的に僕はそれにつづく蘇生薬の名を看護婦に告げた。その一連の処置は死を前にした一種の儀式にも似ていた。

僕はバッグを押しながら二ヶ月に及ぶつきあいになったこの子のことを振り返っていた。僕は今まで常に患者との距離を保ってきた。それが医学生のときから考えてきた医師としての倫理に対するひとつの回答だと信じていた。生命を挟んで医師が患者と向かいあっている以上、そこには厳粛とした距離がなくてはならないはずだ。生半可な優しさや、友達感覚は、かえって患者の生命が急転したときには、何倍にもなって患者やその家族の心に苦痛として襲いかかる。厳粛に距離を保ちながら、かつ注がれる愛情にのみ「仁」という荘厳な呼称が許され、患者は初めて医師に対して信頼を感じるものなのだ、と思っていた。

しかし僕が陽一にしたことは「仁」とはかけ離れたものだった。頑《かたく》なに心を閉じていた少年に対して、日に三度も四度も病室に行きながら打ち解けようという努力を僕は何もせず、患者との距離を保つといいながら、臨床から逃避していただけだった。挙句は手の打ちようのない症例から、不安から逃れるように心のどこかで死を望んでいたのかもしれない。心に浮かぶことは否定的なものばかりだった。

敗北感のあとに

汗が額を流れ鼻梁《びりょう》をつたい、陽一の胸に落ちた。いくつも落ちた。十六歳、もっと生きたいに違いない。

ベッドの脇に置かれた心電図から聞こえる心音が徐々に弱くなった。波形は次第に不規則に間隔を広げた。僕は聴診器を陽一の胸に当てた。かすかに心音がした。やがて心電図の波形は平らな一本の線になった。

陽一の呼吸は止まった。ペンライトの光に対する瞳孔《どうこう》の反射はなかった。動脈もすでに触れなかった。母親は看病にやつれた体をベッドの横のソファーに投げ出した。窓枠に顔を埋めて息子の名を大きく叫び、泣いた。石原先生の顔は赤く上気し、目は潤んでいた。彼は僕の目を見てかすかにうなずいた。

僕は腕時計を見た。

父親は泣きながらも気丈にベッドの脇に立ち、小枝のように細くなった息子の腕を頑強な手でいたわるようにさすっていた。

僕は父親に向かっていった。

「お父さん、十時十六分でした」

父親は背筋を正し、僕の顔を見た。

「どうもありがとうございました」

そして深く一礼した。

僕は父親の毅然とした態度と言葉に鞭《むち》で打たれたような衝撃を受けた。彼は陽一を救えなかった僕へ礼をいったのだ。母親は体を震わせながら窓枠からわずかに顔を上げ、僕に向かって頭を垂れた。僕は深く頭を下げて部屋を出た。

廊下には幾人かの患児が陽一の病室を囲んでいた。その中には藤田と千代の姿もあった。藤田は目を真っ赤にして泣きじゃくっていた。千代は不安そうな表情を満面にたたえ、僕の顔を見た。僕の目から涙は落ちてこなかった。

心にあるのは敗北感だった。陽一の病はもとより、不安と恐怖にさいなまれながら病と闘った陽一にも、毅然と最後を見届け立派な言葉を口にした厳格な父親にも、彼を優しい気持ちにしてあげることができた母親や、心の憩いになることができた看護婦の作田雪子にも、そして笑顔を共有することのできた入院患者の藤田や千代にも、僕は遠く及ばなかった。

ナースステーションに入るとそこにいた医師と看護婦が「ご苦労さま」と声をかけた。僕は小さくうなずいてデスクに座った。まだ仕事が残っていた。引き出しから死亡診断書を取り出した。両親は陽一の遺体とともにこれを持って帰る。

「先生はよくやったわ」

作田雪子の声だった。瞳が涙に濡れていた。

死亡診断書を書き終わったときに心電図のアラームが鳴った。患児の長嶺の心電図の波形が徐脈になっていた。電解質がまだ漏れているのだろう、すぐに採血をして検査する必要があった。立ち上がったときに、その横の陽一の心電図はすでに電源がオフになっていることに気づいた。画面は暗く静かな色をたたえていた。

乳児の状態が落ち着いたのは午後だった。僕は医師控え室の奥の小さな個室に林田陽一の七年に及ぶカルテを全部持ち込んだ。陽一の退院のサマリーを今日中にきちんと書いておきたかったのだ。僕が彼にしてあげることのできる唯一の納得のいくことであるような気がした。右手の窓からは傾きかけた太陽の光が入り、分厚い三冊のカルテを照らしている。

僕は七年前に彼が初めて入院したときのカルテから目を通しはじめた。その時々のまとめを記したサマリーは読んでいたが、古いカルテに主治医がじかに書いた肉筆を見るのは初めてだった。僕たちを指導している先輩の医師の多くが研修医の時に陽一の主治医として記録を残していた。七年の入退院を考えてみれば当然のことだが、新鮮な驚きでもあった。

今はあれほど立派なことをいっているのに、研修医のころは僕たちとさして変わりのない、たどたどしい記述も見られ、指導医から赤を入れられている部分もある——僕はひとつの発見をした。カルテのなかのどんな稚拙な表現にも、懸命に陽一を治そうとする情熱と苦悩と愛情と、そして決してあきらめない希望が溢れているのだ。大橋先生も主治医のひとりで、彼女のカルテは簡潔で要点を外さない読みやすいものだった。陽一の真っ白になった胸のレントゲン写真の前で、呆然とする僕の肩を軽く叩いて去っていった彼女の後ろ姿を思い出した。大橋先生も苦しかったのだ。

陽一の最後の入院に僕はたまたま主治医になったのだが、多くの先生が彼の容態を気にしていてくれた。何気なく声をかけて行く先生たちも実は陽一と深く関わっていたのだ。僕はこの大学病院の小児科が総力を上げて彼の病と闘ってきたことをあらためて知った。そして、僕たちは陽一の病に負けたのだ。

陽一のカルテの整理が終わり、退院のサマリーを仕上げて病院を出たときには、あたりは完全な夜になっていた。腕の時計は九時二十分を指していた。

第二章

青年海外協力隊へ

大学病院から送られた一枚の手紙

二年間の大学病院での研修を終え、僕は大分県別府市の国立病院での勤務が決まった。一人暮らしでたいして多くもない家財道具は「赤帽」の小さなトラックで送ってもらい、僕はバイクで福岡から別府へ向かった。高速道路は使わずに山道を走ったが、五月の緑に揺れる風景はすがすがしく、山間を流れる川の音や、肌を切る風に魂が洗われる思いがした。

湯布院を駆け抜けると、緑におおわれた城島高原が目の前にひろがり、放牧された牛がのどかに草を食んでいた。木漏れ日を受けて山道を進み、カーブの連続する道路を下ると、やがて幾筋もの温泉の湯煙の立つ別府市街と、別府湾の海が見えてきた。僕はバイクを道脇に止めてその光景を一望し、大学病院を離れたという解放感と、二年間の研修で学んだことを基本に一人前の医師として頑張るのだ、という思いが胸の中に広がるのを感じていた。

小児科は同じ大学病院の医局に所属する先生が部長で、佐賀医科大学から派遣された研修医が二人いた。僕のポストは部長の次で研修医の指導も含まれていた。小児科医は病院の横の官舎か近くのアパートに住んでおり、四人が輪番で当直を担当した。四日に一度は小児科から夜間に呼ばれることがあったが、大学病院の激務に比べればたいしたことには思えなかった。研修医ではなくなった僕は外来患者も受け持つことになった。

病院の忙しさはほどほどで、小児病棟も比較的安定していて大学病院のように患児が頻繁に悪くなるということはなかったが、それでも重症の患児はときどき診ることがあった。外来患者では一年の勤務のうちに悪性の患児が二名見つかり、一人は福岡の大学病院へ送り、一人は別府で診ることになった。陽一ほど悪くはなかったが、彼と同じ血液疾患の子どもも定期的に通っていた。

ナースステーションは定年前の温厚な熊木婦長を中心に、若い看護婦さんと、結婚して子どものいる看護婦さんがバランスよく混じっていて、アットホームな雰囲気に包まれていた。ナースステーションの窓からは鶴見岳が見え、秋には木々が紅葉し春には桜が満開になって、四季の推移をつぶさに見ることができた。僕がバイクに乗ることは皆が知っていて、月曜の朝には「先生、週末はどこに行きましたか」というのが挨拶になっていた。僕の行った場所から話が発展し、今度はどこそこに行けばいいと親切なアドバイスをしてくれるのだった。

別府での生活は快適だった。永遠にこの日々がつづけばいいと思いだした矢先、僕は現実に引き戻された。夏が終わり、秋風が鶴見岳から吹き下ろしはじめたころのことだ。大学病院から送られてきた通知の前に体が固くなった。

茶色の大学病院の教室名の入った封筒の中には、一枚の紙があった。教授からのものだった。

「小児科医として専門を決める時期が来ました。どのグループに入るかを決めて僕に連絡してください」

小児科には、血液、感染症、神経、循環器、腎臓、内分泌《ないぶんぴつ》、新生児などの分野があり、それぞれに責任者がいた。

　医師としての将来を決める本質的な課題だった。どのグループもやりがいがあって面白そうだったが、どれかのグループに入ると自分の人生が終わってしまうような不安があった。グループの一員として研究テーマを決め、患者を診ると同時に、研究を進め論文を書いて熾烈《しれつ》な競争が始まるのだ。そして競争に勝ち残った者が助手、講師として大学に残り、それができなかった者、つまり論文数の少ない者は敗北者として大学を去ることになる。

　この道を究めればどこに行き着くのだろうと考えてみた。助手、講師、その先には助教授があり頂点は教授だった。僕は教授になりたいのだろうか、と自問し、小児科の教授の顔が浮かんだ。頭が禿《は》げて、分厚い眼鏡の奥には、小児科医の持つ優しい瞳と、頂点に立つまでに経験したであろう苦難と、常に背信を警戒するような暗い瞳が同居しているように見えた。

　僭越《せんえつ》と知りながら教授の日常を想像した。患者を診て研究をつづけ、論文を書くことに人生の大半を費やし、学会発表で出張に行くのがせめてもの息抜きという日々は、自分の望んでいることとは違う気がした。何よりもそのような実力は自分にはない。しかし、「どのグループに入るかを決めて連絡してください」には回答をしなくてはならない。この悩ましい手紙が届いて以来、僕が考えつづけて行き着いた答えは、「自分が死ぬときに後悔のない人生」だった。しかし、ではどのグループに入るのか、となるとやはり答えはなかった。しかたがないのでとりあえず感染症とでも答えておくことにした。

医は本当に「仁術」なのか

ある日の夕方のことだった。青年海外協力隊でアフリカのマラウイに行き、二年間勤務したという口腔《こうくう》外科の山下先生のスライド講演があると院内放送が流れた。この病院にそんな先生がいることが意外だった。講演は聞きに行けなかったが、面白そうだなと思って直接山下先生に話を聞いてみることにした。

医学部に入学したばかりの頃だが、講義では医学の歴史を習った。教壇にはすでに定年を過ぎた名誉教授が立ち、驚くような張りのある声で講義を行い、医学の歴史とともに医の倫理を喋《しゃべ》った。医学の父といわれるヒポクラテスの崇高な誓いも学んだ。その一連の講義の中で「病に倒れた人がいれば人は見返りを考えずに助けたいと思うもので、これは人としての本能です」という言葉があり、当たり前のその言葉がなぜか僕の心の中に留まった。

一九七九年、医学部に入学した年に中国が開始した「一人っ子政策」は世界に衝撃を与えた。一九六八年にスタンフォード大学のポール・エリックらが『人口が爆発する』という著書を刊行し、地球規模で人口を考えるという新たな概念が出された。世界でその危機についての論争がつづけられていた中での出来事だった。中国では一九六〇年前後に二千万人が餓死したともいわれ、人口の急増が食料生産の伸びに追いつかない現実があったという。僕にはこの「一人っ子政策」は妥当な政策に思えた。しかし世界は実験的な政策として注目し、人権に問題があるとして米国は激しく批判し国連人口基金への拠出を停止している。

一方、WHO（世界保健機関）とユニセフには人道主義を重んじる空気が広がっていた。一九六〇年代に途上国が植民地から次々と独立したものの、新政権の保健政策は旧宗主国である欧米の模倣にすぎなかった。つまり医療インフラの整った都市部の病院が重視され、利益を生みやすい治療中心の医療システムに資金が投じられ、地方に住む一般庶民や貧困層の健康改善に資金が投入されることはなかった。

このような格差のある保健政策を批判する声を背景に、国際機関は健康を効率的に守ることのできる予防の重要性を唱え、一九七四年に拡大予防接種計画が開始された。これによって世界のすべての子どもたちは貧富や民族、宗教のわけ隔てなく無料で予防接種を受けることが可能になった。その効果は著しく、感染症で命を落とす子どもたちの数は激減した。

「人の本能」に沿えば、子どもたちの命、とくにアフリカの貧しい国の子どもの命を救う安価な予防接種は素晴らしいことだった。ワクチンを受けた子どもたちは麻疹《はしか》やポリオ（小児麻痺）にかかる心配がなく、治療のためのお金を使う必要もない。しかし、これは同時に人口がさらに増えつづけることを意味した。ポール・エリックが指摘した人口爆発により、地球は十分な食料と水を人類に与えることはできなくなるだろう。増えつづける人間が自らのサバイバルのために開発をつづけ、多様な動植物、森林や氷河や河川を犠牲にしていけば、最終的には人類は滅亡する運命にあるのではないだろうか。

人口増加を抑えるために拡大予防接種計画をやめるべきなのか？　アフリカの子どもの命は救ってはならないのか？　医学生のころは、この後味の悪い素朴な疑問を事あるごとに投げかけていたような気がする。しかし納得のできる答えには出会わなかった。僕の学生グループの担当になった病理の助教授に聞くと「医は仁術だ」と答えた。そういわれても予防接種の普及で人口が増えつづけ、子どもたちが大人になり、全人類に満足いく食物や綺麗な水や綺麗な空気を提供できなくなったらどうするのだろう。自らの生活が脅かされるような状態になっても、「仁術」といって人は人の命を平等に救いつづけることができるのだろうか、それとも人の命には優先順位の色分けがされていくのだろうか――。

アフリカ帰りの山下先生の話を聞き、夕日を浴びてオレンジ色に染まった口腔外科外来を後にしながら僕は思った。しばらく忘れていたが、アフリカは医学生の僕の心のどこかに存在していたのだ。誰も答えを教えてくれないのならば、自分の目で子どもたちの悲惨な状況を見て答えを探すしかないじゃないか。次第に僕の中でアフリカが膨《ふく》らんでいった。

山下先生は青年海外協力隊の医療隊員に応募し、アフリカの東南部にあるマラウイ共和国という人口がわずか七百万人の小国に赴任したという。アフリカの東南部といわれてもピンとこなかったが、ザンビアの右隣でマダガスカル島の真向かいのあたりといわれればなんとなくわかるような気がした。彼が勤務したクイーンエリザベス中央病院は、病院名が示すようにかつての宗主国のイギリスが首都を置いた南部のブランタイヤという旧都にあり、山下先生は英国人の医師と共に勤務したという。

「病院はどんな感じでしたか。言葉とか病気とか」

僕の質問に対して山下先生は丁寧に答えてくれた。

「政府系の中央病院で病棟も外来も患者さんで一杯でした。マラウイには医学校がなく、彼らはイギリスで教育を受けるのですが、卒業したらほとんどマラウイに帰ってきませんからね。極端な医師不足ですよ。クイーンエリザベス中央病院では二十名近くのヨーロッパからの外国人医師が勤務していましたね。英語でコミュニケーションをとります。僕は口腔外科でよくわからないが、小児科の病棟はマラリアが多くてたくさん死んでいたようですね。赴任して二年目になると患者の口腔内にカンジダというカビが見られるケースが増え、検査に出すとエイズという答えが返ってくるようになりました」

山下先生のこの言葉に僕の心はほとんど決まった。マラリアという見たこともない熱帯病や、日本の小児科で誰もまだ見たことのない小児のエイズを診療できることに体の中が熱くなっていくのがわかった。ヨーロッパの医師たちと英語で仕事をするのも刺激的だった。

「ライオンに襲われたりしないんですか？」

「ライオンは都市にはいないですよ。地方の青年協力隊の看護婦さんの中に、病院の夜勤でライオンを見たという人がいました。それからは協力隊事務所は医療関係者の夜の勤務を中止してますよ」

安全を確認するために聞いたのだが、山下先生の答えはまたしても僕を魅了した。ライオンはいるんだ。隣国のタンザニアで見るキリンも素晴らしいということだ。休暇を利用してキリマンジャロに登る人も多いらしい。ヘミングウェイが描いたキリマンジャロの頂には本当に雪が残っているのだろうか。僕はアフリカに行き、アフリカの大地に立ち、小児病棟でアフリカの子どもたちの診療をするという考えに夢中になっていた。

ヤクザな医者の世界

「馬鹿やろう！」

土曜日の昼のことだった。小児科外来の横の控え室に高田先生の怒鳴り声が響いた。

仕事を終えた研修医の二人と僕と高田先生の四人で昼食に弁当を取り、雑談をするのが恒例になっていたが、僕は高田先生に青年海外協力隊へ応募してアフリカに行き、二年間アフリカの病院で子どもたちの診療に従事することを熱く語った。高田先生は口をポカンと開き、しばらくは呆然《ぼうぜん》としていたが、顔色はみるみると紅潮していった。そして爆発したのだ。

「お前本気か、海外青年協力隊でアフリカに行くってのは」

「青年海外協力隊ですよ」

「どっちだっていい。お前、自分の医者としての人生がどうなるか、わかってんのか？　アフリカの何たらいう国に行くなんて、そんなこと本気で教授にいうのか」

口が悪くブラックユーモアが好きな先生だが、何をいわれても威圧感はなく、彼の前では何でも口にすることができた。こういうのも相性がいいといえなくもない。

「教授はグループを決めろといってきてるんですよ。とりあえず教授の専門の感染症と答えてお茶を濁してるんですけど、やっぱりアフリカ行きはいわないといけないですかね。いついえばいいんでしょうか」

高田先生は怒っていたが、そんなことはどうでもよく、僕の心はすでにアフリカの大地にあった。

「そんなことが許されると思うか？　大学の医局はクビだぞ」

「ということは、もう大学病院とその縄張りの病院では働けないということですか」

「そうだ。お前も研修医を二年やったんだから大学病院、つまり大学の医局ってところが、どんなにヤクザなとこかわかってるだろう。仁義を切れないやつは破門って相場が決まってんだ。破門されると働く病院もなくなるんだぞ」

「そうですか。でも、救急センターとか開業医の先生のところのバイトくらいはさせてもらえるでしょう。アフリカは面白そうですよ。世界の理想と矛盾と政治が暗黒大陸に凝縮していて、少なくともその現実を見ることができます。僕らが教科書で習ったのに見たこともない病気を診れるんですよ。マラリアがたくさんいるそうだし、地球温暖化が進んで、日本にも再出現するかもしれない。今のうちに勉強しておいたほうがいいと思いませんか」

僕と高田先生の話はかみ合うことはなかった。テレビはＮＨＫがついていた。日常のもめごとを扱ったコントが流れ、ゲストが自分の意見を述べて、弁護士が解説するといういつもの展開で、弁当箱のように四角い顔をした落語家が手際よく番組を進行させている。窓からは明るい青空が広がっているのが見える。

高田先生は口調を落とし、静かに僕を見た。戦略を変えたのかもしれない。

「黒岩、お前な、俺の立場をわかってるのか。俺はお前を指導する責任があるんだ。わかってくれ、俺がお前をそそのかしたと思われるだろ。お前も知ってのとおり俺は大学病院じゃおとなしくなかった。いろいろあった。同僚と喧嘩《けんか》もした。上に楯突《たてつ》いたこともある。しかし、別府のような地方の病院の小児科部長になれば、お前のような若い医者を大学病院から送ってもらわんとやっていけないんだ。頭を下げてお願いしないといけんのや。教授と事を構えるわけにはいかんのだ。それが医者の世界なんや」

未婚の中年の看護婦の背中に「売れ残り」という紙を貼って散々叱られたという話や、有能で生意気な後輩と診断法、治療法をめぐって大声でやりあい、あげくに講師の先生にも食ってかかったという話を聞いたことがある。

「大丈夫ですよ。これは自分で決めたことですから。先生が一生懸命になって僕の愚行を諭した話も教授にしますよ」

僕は青年海外協力隊の情報を集めはじめた。英語の試験を受けなくてはいけないこと、面接があること、推薦状がいることなどが少しずつわかってきた。数週間すると高田先生は僕を説得することをあきらめた。やはり土曜日の昼食時、みんなが集まったとき、高田先生は自分の学位論文を僕と二人の研修医の前で屑箱《くずばこ》に捨てた。

「先生、何するんですか、それって先生の汗の結晶じゃないですか」

若い医者が大学病院、大学の医局に固執する理由は、出世のほかに学位があった。大学院に行く余裕のある連中は別だが、大半の医者は勤務をつづけながら学位、つまり博士号を取得することをめざしている。

学位は足の裏の米粒にたとえられる。取らないと気になるが、取っても食えるものではない、という意味らしい。教授の指導のもとに研究をし、論文が教授に認められて学位取得となる。教授が退官するときには、博士審査が甘くなるので教室からの提出数が増えると聞いたことがある。巷《ちまた》でいわれるようにたしかに教授は神様だった。人事権といい資格審査といい、権力が教授という一人の人間に集中する、旧態依然とした日本の大学病院のシステムがつづいていた。しかし、そんなことは大学と無縁の人生を歩くことになった僕には、もはや関係のないことだった。

「いいんや、こんなもん。俺はこんなもんのために今まで生きてきたんじゃない」

神経を専門にする彼の研究テーマは、向精神薬を患者がきちんと飲むためにはどうしたらいいか、というものだった。机の下の丸い屑箱には、彼が福岡の大学病院で集めた基礎データや何度も書き直したであろう原稿があった。僕には学位の重要性はまだよくわからなかったが、屑箱に放り込まれた紙の束は、やはり高田先生の努力の証であり、情報を提供してくれた多くの患者さんの協力の賜物《たまもの》であることは推測できた。

「お前と同期だったら面白かっただろうな」

高田先生の目は笑っていた。

翌年、僕は青年海外協力隊でマラウイに行く前に佐賀県の日赤病院で勤務した。アフリカに行って診療するならば、海外救急支援をしている日赤のような病院が今後の経歴にいいだろうという医局長のはからいだった。

異様な壮行会

一九八八年冬、僕は東京の青年海外協力隊の広尾訓練所に入所し、百二十五人の隊員候補生とともに七十七日間の訓練を受けた。候補生は約十二人単位で大部屋に振り分けられた。さまざまな職種の人々と過ごす生活は、医者と看護婦と患者の中での単調な生活をつづけてきた僕を一瞬学生時代に戻ったような、軽やかな気持ちにしてくれた。何といっても、決して急患で起こされる心配がない夢のような夜がつづき、病院勤務で失いかけた健康を取り戻していくのを実感した。

訓練の大半は派遣先で使う語学訓練に費やされたが、過酷な環境のアフリカやアジアの派遣先の任国で、予期せぬ危険を乗り越えるための体力をつけることも目的のひとつだった。毎朝薄暗いうちに起床し、青年海外協力隊のロゴが入ったジャージに着替え、まだ寝静まったすがすがしい冷気の漂う広尾の町をランニングした。三十分ほどかけて瀟洒《しょうしゃ》な住宅街を走り、広尾商店街を抜けて訓練所に戻ると、汗の流れる体をタオルで拭きながら訓練所の屋上に整列した。全員が揃うとまず君が代の斉唱が行われた。それにつづき毎日一国ずつ候補生の派遣予定の国が選ばれ、その国の国旗が日の丸の横に掲揚されて国歌が流れた。腹ペコの体で食堂に集まりカロリーの高い朝食を平らげ、自分たちで食器を洗った。

そして僕らは部屋へ戻り制服に着替え、入所時に行われた試験の成績順に分けられた八人単位の語学教室に向かった。各クラスを英語、フランス語、中国語などを母国語とする先生が担当し、本格的な語学の授業が夕方までつづいた。英語に関しては欧米人しか雇わない英会話学校とは違って、アフリカ、フィリピン、メキシコなどを母国とする人たちが先生だった。

僕のクラスの英語教師はガーナ人のマシューという男性でアフリカ人特有のストレートな物言いをした。クラスメートは同じマラウイに行く外科医の吉田修先生、ザンビアに臨床検査技師で行くサッちゃん、博士課程を休学して参加したザンビア派遣の野田くん、空手の日本チャンピオンでフィジーに空手教育で行く岩淵くん、動物保護でリベリア派遣のマドカなど、ユニークで有能な連中だった。

訓練期間中にそれぞれの派遣国である任国の事情を勉強し、次から次へと予防注射を接種された。ポリオ、麻疹、狂犬病、破傷風、黄熱病、肝炎のワクチンを一週間ごとに次々と打たれ、危険な病原菌の蔓延《まんえん》する途上国で自らの命を守るための予防とはいえ、さすがに体がおかしくならないかと心配になった。訓練中に八丈島へ船で渡り、自ら火を起こし、鶏を絞めて料理するというサバイバル訓練も行われたが、途上国の都市部ではなく地方に赴任された隊員たちには、この経験は後々大いに役立ったようだ。雪化粧の富士山を望む山中湖の山荘に宿泊しての体力強化訓練も行われた。

一九八九年一月、広尾での訓練中に昭和天皇が崩御し、年号が平成に変わった。協力隊を支援していた皇太子が天皇になったために、恒例だった皇太子との接見は中止になったとアナウンスされた。しかし翌日には新天皇のたっての希望で拝謁《はいえつ》が決まり、僕たちは協力隊史上初の天皇拝謁を行うことになった。

握手を求めないように、などの簡単な注意をバスの中で受けて赤坂御所に入った。緑の多い日本庭園から建物の中へ歩を進め、みんなが応接室に集まった。目の前にした天皇の家族は驚くほど和やかで、庶民の家庭と変わらない温もりと笑顔があり、協力隊員と過ごす屈託のない時間を心待ちにしていたように見えた。

天皇、皇后、皇太子のいずれかと話をする機会が与えられ、僕は天皇を囲む隊員たちの輪に加わった。新天皇は青年海外協力隊員ひとりひとりと向かいあって赴任国と職種を聞き、にこやかな表情を崩さずに、各隊員に質問をした。派遣先は全世界に散らばるというのに、その国や地域の実情を熟知した上で繰り出される的確な質問に僕は驚いた。若い青年の輪の中心に立ち、ひとりひとりと丁寧に言葉を交わす天皇を見ながら、この人は協力隊を公的に支援しているというよりも協力隊が心から好きなのだと感じた。

僕の番になった。「マラウイに赴任する小児科医です」と答えると、「お医者さんで行かれるのですか。立派なことですね。あのあたりでは薬の効かないマラリアが増えているそうですから、十分お体には気をつけてくださいね」という専門的な内容のコメントが返ってきて僕はたじろいだ。天皇は僕の目を直接見てはいないが目を逸らしてもいなかった。にこやかな表情はどんなことがあっても相手を不快にさせないもので、徹底した訓練を受けて作りあげられた完璧《かんぺき》な外交官という印象と同時に、僕は二度と会うことのない天皇に対して人間として好意を持った。

訓練は終わり、三月二十四日に他の施設で訓練を受けていた協力隊員も合流し、壮行会が行われた。会場に整列した僕たち協力隊員を前に、政治家や有識者といわれる人たちが壇上に立ち、僕たちを褒《ほ》めちぎり、日本のために頑張ってくれと励ました。それはまるで兵隊にでもなって戦地に送られるような異様な雰囲気で、終戦記念日が近づくとＮＨＫのテレビで繰り返し流れる大戦中の映像と同じ光景の中にいるような気分になった。

佐賀から父が上京して壮行会を見学していた。戦時中の教練で鉄砲を逆さに持って旧制中学の校庭を行進し、憲兵に殴られたほど軍隊嫌い戦争嫌いの彼は「なんだこれは――学徒出陣とまったく同じだ」と、生来の毒舌を発揮させて吐き捨てるようにいい放った。

その後は立食パーティーになった。堅苦しいお歴々は早々に退出し、会場は協力隊の仲間とのお祭り騒ぎになった。七十七日間も訓練所に監禁された語学訓練が終わった解放感と、夢の海外赴任を前にした協力隊員の熱気に溢れた会場は興奮状態だった。あちこちで胴上げが始まり、一気飲みが行われ、場所をかまわず踊り出した。マラウイに一緒に行く吉田先生はグテングテンに酔っ払って床に座りこみ、「協力隊万歳」と繰り返していた。

やはり同じクラスで共に過ごし、臨床検査技師でザンビアに行くサッちゃんは、ぐちゃぐちゃの泣き顔で僕の前に立った。「こんなに優秀な人たちと同じ教室で過ごしたことなんて私の人生でなかったの。笑わないでよ、黒岩先生！　本当よ、私の人生のなかで最も刺激的な七十七日だったんだから」彼女はそう叫び、「先生を見て医者になると決めた」ともいった。いつも冗談ばかりいっていたクールな東京っ子が発する、裏も表もない熱い感情に僕はビックリした。固い握手とハグがつづき、サッちゃんの温もりが体に伝わってきた。

第三章

アフリカの最貧国、マラウイ

ジャングルの掟

家族の見守るなか成田を発ち、ロンドン、ケニアでそれぞれ一泊した後、僕たちを乗せた飛行機はアフリカ大陸を南下した。やがて赤道を通過して南半球のマラウイ領空に入ると、窓の下に延々とつづいていた赤褐色の大地に意外なほど青々とした緑が見えるようになった。マラウイ共和国の首都リロングウェの国際空港には協力隊事務所のスタッフと先輩隊員が、僕たち十八人の新隊員を出迎えた。アフリカはどこも砂漠だという先入観を持っていた僕は、飛行機から見た豊かな木々の緑や、空港に咲き乱れる鮮やかな花々から予想外のみずみずしさを感じた。

協力隊は年三回派遣を行っていたが、マラウイは保健医療関係の隊員が多く、平均年齢は二十八歳だった。僕らが赴任したときには青年海外協力隊員が百名を超えていて、マラウイの在留邦人のほとんどが協力隊員だった。協力隊でアフリカにまで来る人たちは一般的な常識からはずれているのではないか、と思ったことがあるが、血液型が思わぬヒントをくれた。僕の活動は現地の子どもたちの診療だが、隊員が病気にかかったときにも対応が求められるので、少なくとも協力隊員の血液型を知っておく必要があった。他のアフリカ諸国と同様にマラウイでもエイズが急速に増えていて、現地の血液バンクは危険で使えないと聞いていた。となれば定期的に検査をしている協力隊員同士で輸血をするのが最も安全だからだ。協力隊事務所からもらった隊員の血液リストにはB型とO型が多く、日本人に多いA型は一番少なかった。やっぱり僕らは典型的な日本人の集団とは離れているのか、と妙に納得したものだ。

到着後、首都のリロングウェで親日派のインド人が経営するゴールデン・ピーコックというゲストハウスにひとまず腰を落ち着けた。門の中へ入ると庭には椰子《やし》の木やバナナなどの熱帯植物が生い茂り、薔薇《ばら》やハイビスカスが柵《さく》に沿って植えられていて、とてもアフリカと思えない潤《うるお》いのある光景がひろがった。マラウイ赴任の事務手続きが完了する間、そこで国内における注意事項を現地スタッフから教えてもらうのだ。周辺も緑の多い住宅街で近くにはテニスコートがあり、治安は悪くなく市街を一人で歩くことができた。

僕たちが投宿したときに二十代半ばのアメリカ人の女性が滞在していた。平和部隊の隊員で、ボツワナで二年間のボランティア活動を終了して帰路の途上だった。

平和部隊はアメリカのJ・F・ケネディが創設したものである。その創設を機に、青年の人材育成に生涯を捧げた末次一郎が抱いていた構想を、当時自民党の若手議員であった竹下登、宇野宗佑、海部俊樹らが支援し、一九六五年の青年海外協力隊の設立に至った。そんな経緯もあり、初めて目にした平和部隊の彼女に僕は親近感を覚えた。

熱帯植物が茂った中庭に置かれた大理石のテーブルは彼女のお気に入りで、のんびりとくつろぐ姿をよく見かけた。アフリカの日差しは容赦《ようしゃ》のない強いものだったが、樹木の陰に入るとひんやりとするほど涼しい。

僕はテーブルを挟んで彼女の向かい側に座った。

「ボツワナでは地方の村に入って村落開発をやっていたの」

遠い目をして答える彼女には、アフリカの奥地で二年のミッションを終えたという満ち足りた虚脱感のようなものが漂っていた。

「いつからここにいるの?」

「一週間前よ、アメリカに帰る前にここで少し休暇を過ごすの」

「どうしてマラウイなの」

「Warm Heart of Africaじゃない? 治安がいいでしょう。緑も多いし」

Warm Heart of Africaとはマラウイの観光用のキャッチフレーズで、絵葉書にはかならずそのフレーズが印刷されていた。一九八九年当時、アパルトヘイト政策に抗議して多くのアフリカ諸国は南アフリカと国交を絶っていたが、経済的に依存しているマラウイは友好関係をつづけていた。マーケットには隣国のザンビアには見られない南アフリカからの輸入品が溢れ、リゾート地のマラウイ湖畔やテニスコートには南アフリカの白人の姿が目立った。

「危険はなかった?」

「治安は安定していて問題なかったわ。村の人はいい人よ。テント生活だったけど。その短波ラジオで何か面白いニュースはあった?」

彼女はあごでしゃくって僕の持っている短波ラジオを指した。

「BBCニュースでアメリカがニカラグアに軍隊を送るとかいっていたよ。イランに武器を売って儲《もう》けたお金を使って、反米の共産政権を倒したんだろう」

イギリスのＢＢＣニュースの発音は区切りがはっきりしていて、アメリカ英語に比べると僕には聞き取りやすかった。テレビを見る機会はほとんどなく、ワールドニュースを聞くのが日課になっていた。

「軍隊を送ったって、それは本当？　アメリカはまだそんなことやってるの」

彼女は眉をひそめて露骨に嫌悪感を表した。

しかし僕には彼女の言葉に答えるだけの知識はなかった。

「小説で読んだけど、ダイヤモンドが取れるんだろ」

「そのおかげで経済が良くなってボツワナはもう最貧国じゃないのよ。でも、私たちが赴任したころからダイヤモンドの国際市場が安定しなくなって、経済が悪くなってるのよ」

「誰が世界の市場を操作してんだろ」

「ダイヤモンドはヨーロッパね」

「ダイヤモンドの収入があれば病気の貧しい子どもを救うなんて簡単そうだけどな」

「あなたもアフリカに一年もいればわかるわよ。ダイヤモンドで儲かったお金は庶民にはまわらないのよ。強いものが利益を得るのはアメリカもヨーロッパもアフリカも同じよ」

「ジャングルの掟《おきて》ってやつか。ボツワナではエイズは多い？」

これから現地の患者に触れる僕には気がかりなことだった。間違って針刺し事故でもして感染したら命がない。

「二年前に私たちが赴任したときはそんなに深刻ではなかったわ。意外と少ないって感じだった。それが二年経って国を離れるころには国中に蔓延してたわ。病院に勤めたわけじゃないけど、知り合いの親戚や友人が急にエイズで死んだという話はよく聞くようになったわ」

エイズは僕が医学生のときに発見された病気だった。免疫学の教授が英字新聞を手に教壇に立った姿を今でもよく覚えている。彼女は僕たちに新聞の一面を掲げ、アメリカのゲイのコミュニティに不思議な恐ろしい病気が広がっていて、患者は次々と免疫力を落として死んでいることを伝えた。それが初めて耳にしたエイズという病気だった。

日本の小児病棟でエイズを診ることはなく、アメリカの平和部隊の女性が口にしたエイズの実態は、初めて耳にした生の情報だった。

「貧しい家庭の子どもたちがたくさん死んでるわ。あなた小児科医でしょ、マラウイの子どもたちのために頑張ってね。政治の話をいくらやったって貧しい人たちは助からないわ。世界中の政治家はすべて国益のために援助をしてるんだから。このマラウイで二年過ごせば、あなたにもわかるわよ」

彼女は僕の目から視線を逸らさずにつづけた。

「ジャングルの掟は変えられないのよ。それに比べてあなたの仕事はすばらしいわ。死にそうな子どもたちの命を本当に救うんだから。尊敬できることよ、頑張ってほしいわ」

ボランティアか遊びか

赴任の事務手続きが一段落すると、僕らはマラウイの言語であるチュワ語と英語の語学訓練を、首都リロングウェから車で二時間ほどのドーワという村の赤十字の施設で受けた。周りを山に囲まれた高地にあり、山に沈む夕日が綺麗で夕方になると必ず誰かが写真を撮っていた。

職場で英語を使う隊員はチュワ語の習得にはあまり熱心ではなかったが、看護婦隊員たちは熱心にチュワ語の習得に取り組んでいた。仕事で接する母親は英語をあまり話すことができず、チュワ語でのコミュニケーションが必須になるからだ。僕と同じクイーンエリザベス中央病院で機材保守を担当する高橋くんこと大将はギターが好きで、臨床検査技師のナベさん、外科医の吉田先生と共にチュワ語の歌作りに熱中していた。

大将はギターを爪弾《つまび》きながら、ハスキーな声を絞らせて吉田拓郎とサザンオールスターズをよく歌っていた。無数の星が瞬くアフリカの夜空の下に流れる彼の歌声は、遠く故郷の日本を後にした僕らの心にしみわたり、ときを忘れて静かに耳を傾けたものだ。

施設の裏に空き地があった。ある日先輩隊員が二人やって来て仮設のバイクの練習場を作り、運転のデモンストレーションをした。交通事故が多いのでマラウイ協力隊事務所は、バイクの必要な隊員に試験を課していて、免許をすでに持っているものも事務所の試験に通らないとバイクを貸与してもらえなかった。あとは時間のあるときに練習してください、といって先輩たちは帰っていった。

施設の名前が示すように赤十字ボランティアを集めての研修がここでは行われていて、僕らの滞在中には、ドイツ人とマラウイ人の若者たちが生活を共にしていた。彼らには笑いが絶えず、頻繁に近くの村へ出かけ、ドイツ人のグループには恋愛に落ちたカップルもあった。彼らとは食堂でよく顔を会わせたが、ここで何をしているのかという話になり、背の高いドイツ人が鼻歌を歌うように答えた。

「ボランティアだけど、夏休みを利用した遊びのようなもんだよ」その時の僕たちには、ボランティアと遊びとがうまく結びつかなかった。「君たちも一緒だろう。リラックスに来たんじゃないのか。日本もドイツと同じで、みんな勤勉であくせく働いて大変じゃないか。マラウイはのんびりしていていいよ」と彼はつづけた。

遊びという言葉が気にいらなかったのか、僕と同じ病院に赴任することになる看護婦の久保洋子が反応した。

「遊びじゃないわよ。私たちは、貧しくて病気に苦しむ、アフリカの人たちを救う手助けに来たの。あなたたちの遊びの目的とは違うのよ」

ドイツ人は一生懸命説明する彼女の話を驚きの表情で聞いていた。

洋子ちゃんと僕たちは呼んでいたが、二十六歳の丸顔の彼女は、愛くるしい笑顔の下にぶれることのない芯の強さがあった。彼女には結婚を考えるほど好きなアメリカ留学中の医者の恋人がいたが、彼はアメリカでの生活が少しばかり苦になったようで、一緒に渡米するようにしきりと誘いはじめたらしい。そのことが彼女の中に潜んでいた夢を刺激した。熟慮の末、彼の誘いを断り、かねてからの憧れだった青年海外協力隊への参加を決心したのだ。

遊び気分の名ばかりのドイツ人ボランティアに対して、青年海外協力隊の意義を伝えようと頑張っている彼女の姿には、二年間のボランティア活動を行う覚悟で遥かなるアフリカまでやってきた自分の姿が重なるような気がした。

独立の英雄か独裁者か

マラウイ人のボランティアにジェームズという陽気な若者がいて、よく僕たち男性隊員のところに遊びに来て話をした。ナベさんはひょうきんな彼を気に入り、彼が来るたびに「マイ・フレンド」と両手を広げて迎えた。マラウイ人の英語力を試そうとして、ベッドの端にとまったハエを見て、ハエが卵を産むのは何というのだと聞いたことがある。即座に「lay egg」と正解して、小学校から英語で授業を受けるマラウイ人のレベルの高さに驚かされた。

十人くらい収容できる広い寝室の壁にはバンダ大統領の写真が掲げてあった。イギリスで開業医だったバンダは、イギリス主導の中央アフリカ連邦（現在のザンビア、ジンバブエ、マラウイに当たる）への反対運動を行い、投獄も経験している。一九六四年のイギリスからの独立に尽力した英雄で、僕らが赴任したときにはかなり高齢の終身大統領だった。当然、バンダ大統領は国民から尊敬されているものだと思っていた。

ところがジェームズは僕たちの寝室にぶらりと訪れるごとに、入り口のドアの上にうやうやしくかけてある彼の写真を指差して口汚く罵るのだった。

「あいつはひどい奴だ」

僕たちは心配して思わず周りを見回したものだ。

「ジェームズ、お前いいのか、そんなことといって。まずいだろう、人に聞かれたら」

マラウイの治安は良く、隊員が夜道を歩いても事件にまきこまれることはほとんどなかったが、服装や髪型の規制は厳しかった。女性は膝が見えるスカートを履いてはならず、男性の長髪も禁止である。政治的な言動も注意しなくてはならなかったが、概して政治に興味のない日本の若者には苦になることではなかった。南アフリカから配給されるフィルムを上映する映画館では、映画が始まる前に国歌が流れ館内にいる者は全員起立しなくてはならなかったが、これを民主主義に反するという抗議なのか、マリファナをやっていたのかは不明だが、起立しなかった白人が二十四時間以内の国外退去を命じられたことがあるという。ヒッピーが流行った六〇年代に米国の平和部隊が長髪で押し寄せ、風紀を乱し、学生を扇動したという理由で一時期派遣を止められていたし、青年海外協力隊にも、かつて理化学教師の中に独裁政権を批判した人がいたらしく、当局の怒りに触れ、以来教師の派遣は中止されている。

「あいつは反対派を逮捕し、刑務所に入れて、殺してるんだ」

「そんなこといっちゃ危険だよ、秘密警察官がこの赤十字の中にいるかもしれないだろう」

「いいさ、誰も聞いちゃいない」

暗殺の噂は聞いたことがある。海外逃亡している人も少なくないらしく、広尾訓練所の英語の先生だったガーナ人のマシューは僕らの前で露骨にマラウイの独裁政権を批判していた。その一方で、マラウイは平和で援助がしやすい国という評判が日本では高く、青年海外協力隊派遣数は世界一、二を競っていた。

「庶民は誰もが大統領を尊敬してるように見えるけどな」

ジェームズは笑って僕の言葉に答えなかった。

彼は僕がブランタイヤの病院に働きはじめてからもときどき病棟に現れた。あの愛嬌のある笑顔を満面に浮かべて、マラリア薬の処方箋《しょほうせん》を書いてくれというのだった。

――任期が終わり、日本に戻って二年目に僕はマラウイに複数政党が誕生したことをBBCのラジオ短波で聞いた。民主化を求める欧米諸国に一斉に援助を凍結され、援助で成り立っている貧困国の経済はひとたまりもなかった。独立の英雄バンダ大統領は国民投票に敗れ、一党独裁は終焉を迎え、ジェームズが望んだ民主化がマラウイに訪れた。僕は何かの記事で、民主化は先進国に有利な自由化をもたらし、途上国内の貧富の格差を広げ、兵力を使わない新たな植民地政策だという批判を読んだことがある。

聡明なジェームズのことだ、今頃は能力を活かして幸せに暮らしているに違いないが、彼は自らが渇望した民主化の実現に満足しているのだろうか。

無気味なバス旅行

一ヶ月の現地訓練の締めくくりとして二泊三日の任国内旅行が行われた。協力隊では国内旅行を任国内旅行、国外旅行を任国外旅行と呼んで区別していた。隊員がそれぞれの任地で働きはじめれば、文化の違いに起因する摩擦が、必ずカウンターパート（現地の担当者）との間に生じるものだ。協力隊事務所は少しでも僕らが円滑に働くことができるように、チュワ語を使ってマラウイの現実を知るための、少人数での任国内旅行を企画していたのだ。僕は先輩の看護婦隊員のミドリさんが勤務しているサリマの病院に行くことにした。

僕がこれから勤務するクイーンエリザエス中央病院は政府系の中央病院で、地方の病院から重症の患者が送られてくる。この任国内旅行の機会に地方の病院の実際を見てみたかった。それに、サリマの近くにあるマラウイ湖は国土の五分の一を占め、淡水に泳ぐカラフルな魚や、日本にも輸出されているチャンボという美味しい魚がいるらしかった。湖には住血吸虫がいて感染する人も多く、事務所は泳ぐことを注意していたが、湖岸から離れた水の流れのあるところでの感染は少なく、そこなら泳いでも大丈夫なはずだ。灼熱《しゃくねつ》のアフリカの日差しの下で水しぶきをあげて泳ぐなんて、考えただけでも爽快な気分になってくる。

交通手段はローカルバスだった。僕はリロングウェのバスセンター（バスデポ）まで歩き、二時十五分発のサリマ行きのバスの切符を買った。ミドリさんの話では四時間くらいで着くというので、アフリカの大地に大きな夕日が沈むころにはサリマの町に着くはずだ。

ところがバスは予定の時間を過ぎてもなかなか出発しなかった。確認のために人に聞きたいのだが、僕は聞けなかった。マラウイの庶民ばかりが集まるこんな場所は僕には初めてだった。いつも隊員の誰かと一緒だったし、僕たちが接するマラウイ人はみな流暢《りゅうちょう》な英語が喋れたのだ。

このバスデポにいる人たちは違った。多くの人が裾《すそ》の切れた何度も繕《つくろ》いだ服を着て、なかには靴を履いていない人もいた。大きな布袋を抱え、汗臭く、目も不気味な光を放っている。多少慣れたと思っていた黒い肌は圧倒的な威圧感があった。チュワ語を試すために事務所が企画してくれた任国内旅行というのに、僕は情けないことに英語を喋りそうな教養のある人を目で探していた。サリマ行きのバスはここで待てばいいのかを確認するだけだ。

僕は、破れていない服を着て、穴の開いていない靴を履き、異様な目の動きや光を放たない、まちがっても麻薬を売りつけないような人を探した。ＨＩＶが異常な勢いで広がるなかで、どこにでもいるといわれる売春婦には絶対に関わりたくなかった。するとオレンジのワンピースを着た小綺麗な身なりの子と目が合った。靴も履いていて破れていない。少なくとも売春婦には見えなかった。勇気を出して話すと英語が通じた。エリーという十八歳の子はセカンダリースクールを出て、教師になるための学校に通っていると流暢な英語で説明し、僕は救われた気持ちになった。

四時を過ぎたころに、もう一度エリーにバスは来るのかを聞くと、「大丈夫、心配しなくてもバスは来るわ」と、彼女は答えた。

このペースで行けば、サリマに着いたころは間違いなく日は沈んであたりは暗くなっている。サリマに着けば適当に宿を探し、最悪はミドリさんを訪ねればいいと思っていたが、この調子では難しそうだ。

「サリマには泊まるところはあるのかな」

「外国人が泊まるホテルがあるわ」

「そんな金はないよ、安いところで安全な場所がいい」

僕たちの給料は二百ドル強だった。それでも住居費はマラウイ政府が出してくれるので、一般のマラウイ人より余裕のある生活ができたが、観光客が泊まるホテルなど論外だった。

「現地の人が泊まるところでいいの？」

「この旅行の目的がそうだし、そのほうがいいな」

「だったら、サリマのバスデポの前には泊まるところがある。高くないから行ってみるといいわ」

彼女はファンタオレンジの残りを飲み干すと、「ありがとう、ビンを返してくるわ」といって僕のコーラのビンに手を伸ばし、人ごみを縫って店の中に消えた。

僕は飲み終わったコーラの処理の仕方ひとつを取ってもまだ何もわかっていなかった。不思議なもので言葉が通じ知的な会話ができただけで、最初は不気味だったエリーの黒い肌は、水に濡れた黒ダイヤのような輝きを放っているように見えた。

彼女がいった通りにバスは来た。四時三十分だった。

人々は誰も不平をいわずにバスに乗りはじめた。二時間十五分の遅れがアフリカでは普通ということか。僕は広尾訓練所の教官の言葉を思い出していた、「あれっ変だな、ということが必ず起こります。そのときは、ああ異文化に触れているんだな、まずはそう思ってください」そうだ、僕は異文化の中にいる。そう思えば多少の気休めになった。

冷房はなく窓を開け放した老朽化したバスは、僕がまだ子どもだった昭和三十年代に故郷の佐賀の町を走っていたバスよりも古いような気がした。すべて現地の人で車内は異様な匂いに満ちていた。マラウイ人の汗と、彼らが好んで肌に塗るオイルの混ざった匂いだった。座席はすぐに埋まり、想像を超えて込み合う車内で、僕はエリーの作ってくれた空間にリュックを下ろし、彼女と並んで立った。周囲はすべて正真正銘の黒人だった。

僕は極度の緊張感を持って周囲を意識し、四時間すればサリマに着く、それまでの我慢だと自分にいい聞かせた。ところが、周囲の人は肌の色の違う僕に対してほとんど関心がないようだった。植民地時代にヨーロッパに搾取され、その後も世界中の人々が資源を求め援助のために訪れるアフリカで、外国人は珍しいものではなく、今さら肌の黄色い日本人は珍しい存在ではないようだ。

アフリカの魅力

バスはポンコツだったが、いったん動き出すとものすごいスピードで走り出した。遅れた時間を取り戻すために無理をしているのかと思ったが、周囲の表情からこれが日常のスピードであることを知った。

「心配しなくてもいいわ」とエリーがいった。

マラウイ人の体臭に満ちた車内を、車掌が涙をこぼしたくなるような旧式のはさみでチケットを切りながら、客を踏まんばかりにまたいでいく。窓外には黄昏《たそがれ》に染まったアフリカの大地が次から次と飛び去り、バスが揺れる毎にエリーのやわらかい体が僕の体に食い込んだ。まとまりのつかない混沌とした状況の中で、僕の心は逆にそれまで分散していたさまざまな気持ちが確実にひとつに収束していくのを感じた。それは、自分はまぎれもないアフリカに本当に来たのだという実感だった。

途中二回エンストをしてバスはある村に着いた。すでにあたりは真っ暗だった。腕時計の針は八時を指していた。エリーがドーワの村だと教えてくれた。語学研修を受けたところで、目を凝《こ》らして見る町並みは見覚えのある懐かしいものだった。

「私はここで降りるわ」

エリーは近くに空いた席を指で差し、周囲を軽く一瞥《いちべつ》して、「ここに座るといいわ」といってくれた。外国人の僕に席を確保してくれたのだ。

「サリマに着いたらバスデポのすぐ目の前にゲストハウスがある。危険はないからそこに泊まるといいわ」とバスデポでの会話を繰り返し、不安そうな表情をした日本人を気遣ってくれた。

「Have a nice trip」、エリーが最後に残した素敵な言葉だった。

――そして僕には予想もしなかった孤独が訪れた。

バスが動かないのだ。すでにサリマに着いているはずの夜の九時になってもバスはドーワの村から動く気配もなかった。周りから聞こえるものといえば、まったく意味のわからないチュワ語の会話と赤ん坊の泣き声。電灯もなく月明かりに照らされた車内に見えるものは、破れた服を着た黒い人たちの不気味な寝顔、怪しく光る瞳だった。席を立てば二度と座れないだろうし、座席に荷物を置いて外に出たら間違いなく盗まれるだろう。

窓外には食べ物を売りに人々が集まっているが、あんな得体の知れない物を食べれば赤痢かコレラにかかるに違いない。医療隊員が食中毒で倒れれば、遠慮のない協力隊員の笑いものにされ、代々語り継がれていくに決まっている。エリーさえいてくれたら――。アフリカに対する先入観のために僕は人に話しかけることもできずに、バスの座席に座りつづけた。

リュックを足の間に挟んで、厚い帆布をしっかり手でつかみ、観念して目を閉じた。安全のためにも完全に眠るわけにはいかず、うとうとして時は過ぎた。ふと時計を見ると午前〇時近かった。きっと今夜はバスはここに停車し、翌朝、日の出とともに動くのだろう。

ところがしばらくすると後方から激しいエンジン音が近づいてきた。新たなバスが来たのだ。ヘッドライトの中に浮かび上がった腕時計は〇時二十分を指していた。外ではがやがやと騒がしい声がして、ずっと消えていた運転手と車掌が乗車し、到着したバスからぞくぞくと乗客が乗ってきた。接続のためにバスは五時間もドーワの村に停まっていたのだ。

バスは闇を貫く一条の光のように、舗装されていない道路を猛スピードで走り出した。右へ左へといつ転倒しても不思議ではない勢いで、僕は座席の前の手すりを懸命につかんだ。ジェットコースターよりはるかに迫力があった。広尾の訓練所の教官がいったように異文化に違いなかったが、異文化を受け入れることはあきらめることなのかもしれない。僕は心配することをあきらめ、視界に入った車内の光景に目を見張った。

母親に背負われた小さな子どもだった。一歳は超えていて栄養状態は決して良くないが、その小さな手にバナナを握りしめている。その子が激しく揺れる母親の背から振り落とされまいと必死に母にしがみつき、大きな瞳を瞬きもせずに見開いている。まるで目の前の現実から目を逸らすまいとしているようだ。横を見るとバスが動く前まではうるさく泣いていた乳飲み子がぴたりと泣きやみ、母親の胸の中で必死にチテンジの布の服を小さな手で握りしめている。先ほどまではあれほどうるさかった車内から、赤ん坊たちの泣き声が完全に消えていた。

実に印象的なコントラストだ。泣くことによってのみ心の鬱積《うっせき》を伝えることが許される幼い子どもたちが、ローカルバスが猛獣のように走り出したとたんに、一斉に泣くことをやめ、本能的に母親の服を握りしめる姿は、無邪気さと逃れようのない厳しい現実が表裏一体であることを暗示していた。エリーにしてもそうだ。彼女の黒い、ブラウンといったほうが的確な顔にコントラストを効かして浮かび上がった白い目と黒い瞳は、ぞっとするほど魅力的だった。

光と影の効いた世界がアフリカの現実であり魅力ならば、それは協力隊にも通じる気がした。隊員に政治色はなく、純粋にボランティアという気持ちでアフリカに来ていたが、あくまでも協力隊は日本国民の税金を使った国家政策のひとつなのだ。僕たちはボランティアという聞こえのいい駒にすぎない。米国の平和部隊だって、平和の名の下にアメリカの民主主義を世界に広げるといいながら、ＣＩＡを紛れ込ませて秘密裏に情報収集をしている。

ふと、交通事故で命を落とした先輩隊員の金次さんの仮葬儀が脳裏に浮かんだ。老後はマラウイで過ごしたいというほどこの国を愛し、マラリアに何度も罹患してまでも、住民に綺麗な水を供給する水道管の補修のために地方出張をしていた若者だ。多くの人が葬儀には集まり、あまりにも短い人生に涙を流した。

華を添えるように日本の外務大臣をはじめとする政治家から寄せられた弔辞は、僕には空々しく聞こえ、彼らが金次さんの死に涙を流したとは思えなかった。一方、世界銀行の在マラウイ代表は、自分の娘も平和部隊に参加しジンバブエの寒村で人々のために汗を流していることを引き合いに出し、「他人事とは思えない」という弔辞を送っていた。世銀は途上国と貧困を食い物にしているインターナショナル・ローン・シャークと批判する声も多いが、彼の言葉は素直に僕の心に届いた。

親切で、陽気で、安全な国民

「サリマ？」

僕はバスの前方に行き、車掌に聞いた。地名ならマラウイ語も英語も発音は同じだ。外は真っ暗で電灯の明かりは見えない。

「そうだ、ここがサリマだ」

意外なことに車掌は英語で答えた。しかも、主語と動詞と目的語を並べた綺麗な英語を喋っている。

「ここがサリマのバスデポですか？」

「そう、ここがサリマのバスデポでお前が降りるところだ」

「サリマは海のようにでかい湖があって、こんなにでかいハマラダ蚊がブンブン飛んでいるところだよ」

こんな深夜に目的地を間違えるわけにはいかなかった。僕は必死で確認した。ここがサリマならリゾート地でマラウイ湖があるはずだが、そんな気配は闇のなかに皆無なのだ。

「そう、湖はこの近くさ。この辺の連中は年に十回はマラリアにかかってる」

「サリマには日本人の助産婦がいて、ここの病院で働いているんだ。知ってる？」

「日本人は好きだ。みんな親切だからな」

「ミドリという名前で二十八だ。青年海外協力隊の助産婦で一年近くサリマの病院に働いている。黒い髪が長い綺麗な子だよ」

「俺が行くバーにそんな名前の子がいるけど、彼女はポルトガル人との混血だ。それにそんなに年を取っていない、十八くらいかな。でもサリマは広い、お前らが行くような高級なところにはいるんじゃないか」

「本当に？」

「本当さ。マラウイ人は嘘をつかないよ」

僕はバスを降り、リュックサックを地面に置いた。山登りが趣味の父がアフリカに行くときに持っていけと渡した年代ものだ。

あたりには電灯はまったくなかった。夜空には驚くほど無数の星が輝いていたが、その美しさに見とれる余裕はなかった。星と月の明かりに照らされた腕時計を見ると二時三十分だった。リロングウェを出発したのは四時三十分だから四時間で着くところを十時間かかったことになる。

夜空の明かりをたよりに、自分の立っている位置を確かめた。サリマのバスデポには間違いないようだ。しかし、寒々とした牛の糞《ふん》の匂いがするただの辺鄙《へんぴ》な田舎だった。リゾート地というから洒落《しゃれ》た夜店のひとつでもあると思っていた自分が甘かった。ミドリさんの家をこの時間に探すのは無理だ。「サリマのバスデポの前には泊まるところがある。高くないから行ってみるといいわ」エリーの言葉が蘇った。

たしかに道路の向こう側に建物が夜空の光に淡く青白く浮かび上がっている。窓には明かりはない。

ふと見ると、四、五人のマラウイ人が、僕がバスを降りたあたりにたむろしていた。不気味ではあったが他に選択肢はなかった。僕は一番弱そうな奴を選んで話しかけた。

「バスを待っているんだよ」

あまりにも意外な答えに言葉がつまった。午前二時半を過ぎているのにバスが来るというのだ。同時に英語の通じた安堵感が胸の中に広がった。悪い人ではなさそうだ。

「あの建物はゲストハウスですか」

「そうだよ」

そういうと、親切にも彼は僕をゲストハウスまで連れていき、さらに管理人を呼んでくれた。管理人も英語を喋った。

あいにく部屋は満室だった。僕は懇願した。

「どこかないかな。朝までの数時間でいいんだ。屋根がありさえすれば僕はハッピーだよ」

管理人はしばらく考えてオフィスに案内してくれた。

「朝の六時に俺は帰り、代わりの奴が来るからそれまで使っていいよ」

三畳ほどのコンクリートの床の上に机を置いただけの部屋だった。親切にゴザを用意してくれた。部屋代を聞くと、「いらない」という。「そういわずに。俺は嬉しいんだ、一クワッチャ（五十円程度）でどうだい」というと、何もいわないので半額の五十タンバラを渡した。

蚊取り線香を二つに折って、その両端に火をつけると四か所からどんどん煙が出はじめた。これはよく効いて、噂のとおりに丸々と太った蚊がボトボトと落ちた。ゴザの上に横になり膝を抱えるようにして朝までの三時間を熟睡した。

――すがすがしい朝だ。近くの店でコカコーラを売っていた。こんなアフリカの辺鄙な町まで販路を作っている米国企業のしたたかさに驚きながら、僕はコーラを買って飲んだ。最高に旨かった。考えてみれば半日以上、僕は何も飲んでいなかったし、食べてもいなかった。

この頃になると僕はマラウイ人が本質的に親切で、陽気で、安全な国民であるということがわかってきた。小学校に行った人は英語を喋ることができた。道を尋ねれば誰もが親身になってくれた。サリマの病院までは乗り合いバスに乗ったが、値段や道筋を尋ねた男性が僕の分の切符を買ってくれた。「友達じゃないか」といって、ついに僕の差し出すお金を受け取らなかった。僕はどうしてマラウイに多くの青年海外協力隊員が派遣されるのか、また事務所が少人数での任国内旅行を企画するのかがよくわかったような気がした。この国は本当に Warm Heart of Africa なのだ。

保育器の中の蟻の行列

ミドリさんは病院の宿舎に住んでいた。首都のリロングウェでは見ることのできない見渡す限りの大空の下、爽《さわ》やかな朝の日差しを浴びた彼女の家を見つけたときの僕の感動は、旅路の果てにたどり着いた故郷の家の前に立ち尽くすそれに似ていた。緑とさまざまな色に咲き乱れた花に包まれた家の扉を、まるで遠い昔の初恋の女性に会うような気持ちでノックした。

僕の前に現れた出勤前のミドリさんは白衣を着ていて、文字通りの白衣の天使だった。驚きの色が彼女の瞳にひろがったが、幸いなことに彼女は僕の顔を覚えていてくれた。

「それは大変だったわね。朝食はまだでしょ、ちょっと待ってね」

数分後、目の前に現れた目玉焼きに、僕は思わず涙がこぼれ落ちそうになるくらい感動した。赤痢の心配もコレラの心配もする必要のまったくないサリマの目玉焼き、その美味しかったこと。

ミドリさんの案内で初めてマラウイの病院の内部がどのように機能しているのかを見ることができた。病院はサリマ地域の住民を受け入れる地方の中核的な存在で、イギリスの植民地政府が好んだというフラット（一階建て）の建物だった。

「結構綺麗にしていますね」

僕は彼女の後からついていった。

「オランダ人の院長が清掃を徹底させているのよ。自分で雑巾を持ち歩いて汚れているところを拭くのよ」

彼女は振り返って笑った。

彼女は病院のスタッフに溶け込んでいて、行く所々でミドリと声がかかり指示や意見を求められ、てきぱきと答える一方で僕のことを日本から来た小児科医と紹介してくれた。彼女の対応は自信に溢れていて頼もしかった。そんな彼女を見ていると、僕は来月から赴任するクイーンエリザベス中央病院で、彼女のように仕事をこなせるのだろうか、スタッフに溶け込めるのだろうか、そんな一抹の不安が脳裏をよぎった。

看護婦隊員は協力隊を受験するために少なくとも三年間の病院での実務経験が義務づけられており、競争率は十倍近くの高さだった。しかも患者の生死に関わる職業なので、他の協力隊員に比べると大人だった。ほとんどが二十代の若者を預かる協力隊事務所は苦労が絶えないようだったが、看護婦隊員は信頼されていたし、相談役として皆が頼りにしているところもあった。

僕が小児科医なのでミドリさんは小児病棟を案内してくれた。入院しているすべての患児に母親たちが付き添っているので、病棟は一種の熱気のようなものがあった。ベッドの中で子どもを抱いたり、添い寝をしている者もいれば、床に座っている母親もいた。

「母親が完全看護をしているようなものかな。付き添いの母親が子どもに食事を与え、水を飲ませ、トイレの世話をするの。家のほうは働き手の若い母親がいなくなるので大変みたいね。雨季になるとマラリアの患者が増えて、この病棟は足の踏み場もないくらいに子どもと母親で一杯になるわ。子どもたちは栄養状態が悪いわね」

ミドリさんがいうように、どの子も日本の子どもに比べると一回り小さくやせているように見えた。

新生児病棟は授乳の時間で母親が赤ん坊にミルクを与えている。この病院には協力隊助産婦の派遣がつづいているということだったが、以前の隊員が作ったという赤ん坊用の保育器があった。中をのぞくと蟻《あり》が行列を作っていた。こぼれたミルクに寄ってくるのだ。日本で新生児室に勤務したときは、保育器の中に手をいれるときは徹底して手洗いをすることになっていたが、僕はこの蟻の行列という光景を、清潔操作がなっていないと怒ればいいのか、それとも笑いとばせばいいのか途方にくれた。

ただし母親に抱かれている赤ん坊たちは、日本の新生児室に入院している未熟児のように小さくはなかった。つい昨夜、バスの中で必死に母親の服にしがみついていた幼い子どもの姿が瞼《まぶた》に蘇ってきた。このアフリカの厳しい現実の中で、弱い者は流産か、生後すぐに死んでしまい、生き残った赤ん坊だけが母親に抱かれているのだろう。

夜はミドリさんと共にオランダ人の院長の家に招待された。思ったより若く、まだ三十代そこそこに見えた。院長の横では奥さんが笑みをたたえて編み物をしていた。

オランダでは、マラウイで医療活動をすることが医療制度のひとつに組み込まれていて、政府系の病院、つまり僕がこれから赴任するブランタイヤのクイーンエリザベス中央病院で研修を受けたあと、地方の病院の院長になるという。僕が日本の小児科医だということに興味を示し、日本における小児医療の現状や小児疾患の治療方針をつぎつぎと聞いてきた。僕は司馬遼太郎の小説を思い出し、そこに描かれたオランダ人医師の名前をあげたが、彼は知らなかった。

院長の家を後にしてしばらく歩いたが、満天の星空に足が自然に止まった。

「綺麗でしょう」と、ミドリさんが横でいった。

「すごい星ですね」

地平線から地平線にひろがる夜空に、無数の星が煌《きらめ》き、見ているうちにどんどん星が流れ落ちていく。ここは南半球だということをふと思い出した。

「南十字星が見えるんですか」

「地平線にあるあれよ」

ミドリさんの指先を追えば、無数の星の中に綺麗な十字の形をたどることができた。

「僕はこんな夜空を見たことありませんよ」

「そうね」

「見飽きることってありませんか」

「ないわ」

ミドリさんの長い黒髪が涼しい夜風になびき、何一つ音のしない静寂は、饒舌《じょうぜつ》にアフリカの魅力を語りかけていた。

第四章

地獄の小児病棟

抜けきれない援助体質

首都リロングウェから南へ四百キロ、高速道路を下ると旧都のブランタイヤだ。イギリス人は自分たちが暮らしやすい場所に植民地の首都を置いたというが、確かに標高千メートルの高地にあるブランタイヤはリロングウェに比べると涼しく、風景にも潤いがあった。

僕は同期の隊員で歯科医の原間和子、看護婦の久保洋子、医療機器整備を専門とする大将とともにクイーンエリザベス中央病院に赴任した。外科医の吉田先生はブランタイヤからバイクで一時間ほどのゾンバの病院に赴任した。

クイーンエリザベス中央病院は政府系の中央病院で、サリマの病院と同じように広大な敷地にフラットの病院が建っていた。戸外の広々とした景色を見ながら、風が吹き抜ける長い廊下を歩いて病棟を移動するのは気持ちが良かった。病院名が示すように英国のエリザベス女王の母親が建て、正面には「QECH」という看板があり、通称QEと呼ばれていた。

夢にまで見たマラウイでの小児科勤務の初日、QEの入り口の受付から左に伸びた廊下を歩き、小児科部長のボーグステンへ赴任の挨拶に行った。ボーグステンはこの病院で三十年働いているオランダ人の女医さんだ。目鼻立ちのくっきりとした痩《や》せぎすの白髪の女性で、わかりやすい英語を喋り、否定文では必ず「not」を強く発音してくれた。若い頃はかなりの美人だったらしく、彼女の家に飾ってあるご主人と寄り添った結婚当時の額入りの写真は誰もが思わず立ち止まるほどで、まるで銀幕の女優のようだった。ボーグステンは来客者のそんな軽い当惑には慣れているようで、笑顔を浮かべ、それは私だとうなずいていた。

小児科部長室の入り口には彼女の名前のプレートがあった。彼女と会うのはこれが二回目だった。初対面は一週間前に開催された小児科学会で、挨拶に近づいた僕の顔を一瞥するなり、「私のところで働く？　何かの間違いでしょう。私は聞いていないし、クイーンの小児科の医師は足りている」とショッキングな洗礼を受けていた。ノックをして部屋に入ると、彼女は机の書類に目を通していて、その表情には学会で見せた攻撃的な色は消えていた。僕の小児科医としての簡単な経歴を聞き終えると、さらに二、三の短い小児科の専門的な質問を畳みかけてきた。彼女の手は書類を整理していたが、僕の言葉はきちんと聞いていてときどき視線を僕のほうに投げた。

やがて彼女は立ち上がった。

「英語は喋れるじゃないの」

「熱帯病の患者は日本にはいないので、英語でコミュニケーションがとれるか不安です」

正直な気持ちを語った。

「英語ならすぐ慣れるわ。リロングウェの病院に行くことになると思うけど、それまでここで勉強すればいい」と、彼女はいった。

右も左もわからないアフリカで、どの総合病院で働こうが大した違いには思えなかったが、リロングウェの病院にはアメリカ人の小児科医が部長でいるらしく、それも悪くないかなと思った。しかしその後、ボーグステンは僕のリロングウェへの異動のことを二度と口にしなくなった。しばらくして問い合わせの手紙をマラウイ保健省に書いたが返事はなく、直接あの話はどうなったのだと彼女に聞いた。

「私はあなたにここにいてほしい。保健省に手紙を書いたことも知っているが、あなたが必要です。私の英語が理解できないならば、私は何度でもあなたが理解できるまで話します。私はあなたが必要です」

自分が必要な人材と認められて悪い気持ちはしなかったが、それは日本の医療レベルと欧州のそれが同じことを知った瞬間でもあった。

赴任初日には、協力隊事務所の但馬さんが引率して三人の同期隊員とともに病院長への表敬も行った。院長は小人症で極端に背の低い男だった。部屋に入ると席から立ち上がり、机を離れて僕たちの前に背を伸ばして立った。今なら成長ホルモンがあるのに、と思いながら彼を見下ろしていると、院長は威風堂々と狡猾《こうかつ》そうな顔で僕たちを見上げ、各人と固い握手をした。

「そこで、君たちはこの病院に何を持ってきたんだ」

予想もしなかったストレートな第一声に、思わず僕たち四人の隊員は顔を見合わせた。どの顔にも狼狽《ろうばい》の色がにじんでいた。

院長は僕たちの狼狽を尻目に具体的に話を進めた。

「心電図か、レントゲンか、ミルクか、それとも注射器か」

初対面でいきなり手土産を出せ、といわれているようで、さすがに不快な気持ちになった。心得ているのか、事務所の但馬さんが迅速に反応した。

「この人たちはマラウイ政府からの要請で来たボランティアです。贈与の品は持ってきていません。このミッションは無償協力ではなく、ボランティアによる技術協力です」

とまどいながらも、彼女は的確に説明をした。そんな彼女を見ながら、僕たちは話には聞いていたアフリカの「援助体質」の現実を赴任初日から体験していることを知った。さまざまな問題を改善するために援助が行われるのだが、被援助国はいつまでも支援を期待して自分たちの足で立つ努力をしていないという話だ。

オダラという名のマラウイ人の院長はニヤニヤと笑いながら但馬さんの話を聞いていた。

揺らぐイギリス医療

クイーンエリザベス中央病院は、常勤の医師と研修医のほかに、主に欧米からの来客で常に賑わっていた。研究者や医学生の海外実習、視察などで、メディアの取材もたまにあるようだった。僕が赴任したときにも小児病棟にはイギリス海外ボランティア・サービスのエミリーという三十前後の女医さんが二週間の研修を受けていた。マラウイの最北にあるチティパの病院に赴任する前に、ＱＥで熱帯医学の診断や治療法を見学するのが目的だった。

同じボランティアで年も同じくらいの、すでに医者として数年の実績がある彼女の存在は心強かった。マラウイの病院が導入しているイギリス式のカルテや処方の書き方について親切に教えてくれた。日本のシステムと基本的に変わらないことはわかったが、確認できただけでも救われた気持ちになった。尋ねれば英語の間違いも丁寧に教えてくれた。

彼女は同じイギリス海外ボランティア・サービスの土木工学専門家と仲が良く、毎日僕たちは一緒に病院近くのレストランへハンバーガーを食べに行った。

昼食後にQEの広々とした芝の上でみんなで横になって休むのが日課になった。

「イギリスは福祉の完成した国なんだろう。揺りかごから墓場までって学校で習ったよ。病院は無料なの？」

「公的機関はすべて無料よ。でも、サッチャーの政策でイギリスの医療も資本主義が導入されてるの。何でも治療してしまうアメリカの医療に近づいてきているようで私の友達はみんな心配しているわ」

「何か問題があるから治療するんでしょう」

「軽い熱でもちょっとした疲れでも何でもよ。栄養を取って休めばほとんどが治るじゃない。イギリスやヨーロッパでは不必要な治療はしないことが普通なの。でも、アメリカの医療はどんな小さな症状でも病名をつけて、薬を処方するわ。必要のない薬もたくさんあるはずよ。すべてはお金のためね」

彼女がQEを離れ遥かなる北の赴任地へ向かう日が訪れ、僕は彼女に小児病棟で声をかけた。

「君がいなくなると寂しくなるね」

エミリーは僕を見つめ、目を伏せて静かにいった。

「寂しい、いい言葉ね」

一瞬の間合いをおいたしぐさとその言葉に、この人はマラウイの最北の地に行くのだと実感した。もう二度と会うことはないのだろうとも思った。

一年後、彼女の赴任地のチティパから絵葉書が届いた。その頃のボランティアがよくしていたように引き伸ばした写真を絵葉書にして、写真の裏に結婚したことが書かれてあった。花婿は、僕たちとよく昼食を一緒に食べていたイギリス人の彼だった。現地の人々が着る衣装に身を包み、カラフルな花束を手に、地元の人々に祝福されているエミリーは素敵な笑顔をしていた。彼のアパートでカールスバーグを片手に底抜けの笑顔を披露していた、病院とは別人のようなエミリーを思い出し、なんだかほっとした気持ちになった。

病棟から聞こえる奇声

ボーグステンの指示で、小児科をまわっていたオランダ人研究医のニッケが小児病棟を案内してくれた。

新生児室は、小児病棟からは離れたところにあり、僕は彼女と並んで緩やかな傾斜のある長い廊下を歩いていった。新生児室は日本のように厳格な清潔操作はなく、助産婦隊員のミドリさんが働くサリマの病院で見たのと同じように、保育器の中のこぼれたミルクに蟻が寄ってきていた。入院している患児の多くは仮死で生まれて生き残った赤ん坊で、どの子も日本の未熟児よりは大きめで動きが鈍かった。

新生児室を出て再び長い廊下を下って小児病棟に戻るときに、甲高く長く振り絞ったような、声とも音とも判別できないものが聞こえてきた。何度か聞こえていて気になっていたが、怒鳴り声にしては力強さがなく、歌にしてはリズムがなく、音ならば何なのか検討もつかない。

僕はニッケに聞いた。

「あの音は何？　ときどき聞こえてくるけど」

「患者が死んで家族が泣いてるのよ」ニッケは答えた。

僕は驚いて彼女の顔を見た。

「だって、何度も聞こえるじゃないか」

「何人も亡くなるの、毎日よ。すぐにわかるわ、とくに小児科は多いわよ」

彼女は顔を曇らせた。

半信半疑で聞いたニッケの言葉を理解するのに大して時間はかからなかった。

彼女に一通り小児科関連の病棟を案内してもらったあと、僕は庶民の子どもが入院している無料の一般病棟に行った。すべてのベッドは患者で埋まり、中には二人の子どもが寝ているベッドもあった。患児には母親が付き添っているため、病棟はかなりの混み方だった。

母親ばかりの病棟に男性が一人いて僕に視線を向けた。くたびれた背広と着古したワイシャツを着ていて裕福とは決して思えなかったが、ネクタイをきちんとして背筋を伸ばし、貧しいながらも紳士の雰囲気があった。男は僕に正面から体を向け、英語で話しかけてきた。有料病棟と外国人医師が診る外来以外の、無料の一般病棟で、患児や付き添いの人と英語で話をすることは珍しかった。マラウイでは小学校から英語で授業を受けているはずなのに、病棟で子どもに付き添う母親のほとんどは英語を喋ることができなかった。

男性は中学校で英語を教えていて、僕が日本から来た青年海外協力隊員だと知ると、かつて彼の村に理化学教師が協力隊員で来たと懐かしそうな目をした。さらに僕が小児科医だとわかると、ぜひ子どもを診てほしいと綺麗な英語で懇願し、小さなベッドの中のわが子を両手をのばして紹介した。最初の週は病棟の見学だけということだったし、この子の病気の経過を知らない自分に何かできるとは思わなかったが、初めて黒人の子どもを診察できるという好奇心から、僕はいつの間にか白衣のポケットから聴診器を取り出していた。

生後九ヶ月という毛布にくるまれた女の子は、全身が腫《は》れ、体温は少し冷たかったが、聴診器から聞こえてくるお腹の音も肺の音も綺麗で、それほど悪くは思えなかった。ただ活気がないのが気になった。ベッドに置いてある薄っぺらいカルテの診断はマラリアで、治療もすでに開始されていたが、体温や尿量を定期的に記録している様子は見当たらなかった。男性が心配そうに聞いてくるので、「熱は下がっているようだし、それほど悪くないようだが、経過を見ないといけませんね」と愚かにも僕は答えてしまった。

翌朝、小児病棟に行くとまっさきに男の姿を探したが、彼の姿は見えなかった。僕の姿を認めた婦長が近寄ってきた。

「ドクター、あなたが昨日話していた男性は帰りましたよ」

「ここにいた子どもの姿が見えないけど？」

「彼女は亡くなりました」

婦長は悲しそうな顔をして答えた。

僕は信じられなかった。あの子が、というよりもこんなにもあっけなく人が死ぬことが理解できなかった。日本の大学病院に勤務していたときも重症の患者は多く、患児の死はそれほど珍しいものではなかったが、それでも数ヶ月にひとりが亡くなる程度で、亡くなるにしても最後まで何かしらの治療を行い、数日間の延命の後に臨終を迎えた。

こんな終わり方に納得できず、僕はもう一度婦長に聞いた。

「She passed away」婦長は潤んだ目をして繰り返した。

亡くなるという意味の英語だが、実社会の中で接したのは初めてだった。彼女は折りたたんだメモを僕に差し出した。

「彼はあなたにこのメモを残しましたよ」

発症からの経過も把握していないのに軽率に「それほど悪くない」と、誤ったコメントをした僕に対して、子どもを診てくれた礼が書いてあった。父親の名前と住所があり、遊びに来てくださいと丁寧に大きな筆致の英語で書かれていた。その言葉は僕の心に留まり、元のようにメモを畳んで白衣のポケットにしまった。

——その後、僕は「passed away」という言葉を数え切れないくらい耳にし、カルテの中に見るようになった。そして「Rest in peace（安らかに眠りたまえ）」という言葉でカルテは結ばれるのだった。ニッケがいったように小児病棟ではよく子どもが亡くなり、その亡骸《なきがら》の数と同じ数の母親の泣き声が響いた。臨終を告げるのは看護婦の役割で、わが子の死を知ると、母親は両手を挙げて体を反らし、悲しみの声を腹の底から発した。そして両手で顔を覆《おお》い、亡骸となった子どもに触れ、その場に膝をつき、体を沈め、地面に頭を垂れて泣き崩れるのだった。患者にとって最後の砦《とりで》であるはずの政府系の中央病院で、こんなにも簡単に子どもたちが死ぬことが理解できなかった。

母親からの輸血

僕はクイーンエリザベス中央病院の小児科には、患児がどのような病気でどのくらい入院し、どういう理由で何人が亡くなっているのだろうか、という素朴な疑問を持った。ところが小児科の誰に聞いても明確な答えが返ってこない。どうも単純な統計がないようなのだ。小児科の事務は外来の横にあり、担当の若い男性に入院患者の記録を見せてもらった。固いダンボールの扉の台帳には患者名と病名が書いてあり、無事に退院できたのか、それとも死亡退院だったのかが記載されていた。これを毎日足し算すれば毎月の患者数と病名がわかり、年間を通しての病気の傾向がわかる。

「これがあるのにどうして月ごとの入院数、死亡数、疾患名の記録がないんですか」

「知らないよ。どこにもそんなものはないいさ」

「足し算するだけでしょう。どうしてしないんですか」

「見たらわかるだろう。こんな安月給でこんなにたくさんの患者がいるんだ、俺はこれで精一杯やってる」

スティーブンは二十代前半の人のいい男だが、不満そうに顔をゆがめた。

「だって、ユニセフは世界の国々の死亡率なんかを毎年報告しているよ。マラウイのデータもある。このQEの疾患の統計がないのに、どうしてあんな立派なデータができるんだろう。他に記録しているところはあるの？」

「ここだけさ」

「じゃ、このデータがこの小児科の疾患に関するすべてなんだ――。これをどうしてユニセフが統計に使えるんですか？」

「毎月俺はリロングウェの保健省にデータを送ってる」

「どのデータを？」

「入院数と死亡数さ」

「それだけ？」

僕は国連が出す保健の統計がいかに大雑把なのかを知った。いわれてみれば確かにユニセフの年間報告には人口、寿命、乳児や小児の死亡率などの記載しかなく、日本の厚生省が毎年出版しているような、毎月の入院数、死亡数、疾患数を記載したものを見た記憶がない。

「患者の年齢と性別も入っているから、こうやって俺は毎日、前の日の入院数と死亡数を計算するんだ。毎日だぞ、どんなに大変かわかるだろう」

スティーブンは勘弁してくれよという目をして、入院数と死亡数をノートにボールペンで記録した。見るつもりもなかったが、たまたま目に入った数字に僕は息を呑んだ。彼は確かに前日の入院数と死亡数といった。

「これは先月の統計じゃないんですか？」

「何度もいわせるなよ。昨日一日でこの小児科に入院した子どもの数と死んだ子どもの数だ」

丸みを帯びた彼の青い文字は入院数が四十一人、死亡数が四人と記していた。日本の大病院の小児科の病床に匹敵する数の子どもが昨日一日で入院し、重症患者の集まる日本の大学病院で一年間に亡くなるのと同じ数の子どもが、昨日一日で亡くなったことになる。

「昨日は特別な日だったのですか？　洪水などの災害があったとか、コレラが流行したとか」

「何もないよ、雨季のひどい時期にはこの倍の子どもが入院して亡くなってるよ」

「……一日で？」

「そう、一日で」

「スティーブン、お願いがあるんだけど……。入院数と死亡数の他に、入院した時の病名と死亡した時の病名が知りたいので、手伝ってもらえませんか」

ポケットマネーで少しばかりの謝礼をすることで、彼は僕の頼みを引き受けてくれた。

こうして僕は信頼できるQEの一年間の病気の傾向を知ることができた。小児科では一ヶ月で百人前後が死んでいた。平均すると一日に三、四人くらいが亡くなり、スティーブンがいうように雨季にはその数が二倍近くになった。

統計を見るまでもなく、マラリアに罹患して亡くなる幼児が圧倒的に多かった。特に雨季には足の踏み場もないくらい、子どもたちと母親で小児科はいっぱいになった。マラリアは血液に進入して分裂を繰り返し、どんどん赤血球を破壊するので、患児の貧血の進行は速い。概して子どもたちは栄養失調にあり、健康なときも貧血気味である。午前に入院したときにはヘモグロビン(血液の濃度）が9くらいだったのが、午後には6くらいに減少することは珍しくなかった。治療に反応せずに、ヘモグロビンが下がりつづけ4を切る子どももいたが、そうなると心臓は不足した血液を効率よく全身に送り、酸素を供給するためにものすごい勢いで動き、心拍は聴診器で数えられなくなる。子どもたちは薄く目を開け、つらそうに小さな肩を動かして息をした。ヘモグロビンが3ちかくになると心不全に陥り、やがて心臓は鼓動を停止し、子どもたちの目は閉じられて二度と開くことはなかった。

進行をつづけるマラリアの貧血を止め、心不全を治療し、患児を一時的に救う手段がひとつだけあった。輸血だ。QEでは輸血用の血液を保管していたが、常に不足しており、しかもエイズの蔓延のために、安全な血液を迅速に入手するのは不可能だった。小児科のボスであるボーグステンの判断は明快で、貧血が進行し心不全に陥った子どもの傍らに常に付き添っている母親の血液を輸血するというものだった。

僕はボーグステンにいった。

「産科外来で研究をしているジョンズ・ホプキンスの研究チームの女医さんがこっそりいってましたよ。この病院に受診する妊婦のエイズ検査の結果は、彼女たちのデータでは二三％が陽性だったそうです」

「他に選択肢はないわ。今、母親の血液を輸血しなければこの子は一時間後に死ぬのよ」

「二三％の確率でエイズウイルスを子どもに輸血することになるんですよ」

ボーグステンは僕の目を見てきっぱりといった。

「七七％はウイルスはないのよ。子どもの人生を決めるのは母親です。私でもあなたでもない。貧血の進行を止めて、運がよければ生きて退院ができるのよ」

彼女のロジックに間違いはなく、僕は確かに納得もした。

僕たちは承諾を得たうえで、母親の血液を子どもたちに輸血し、多くの命を救った。同時に数年後にはそんな子どもたちの中からエイズを発症する者が出てくるはずで、さらに悲惨なことに母親もエイズを発症して死亡し、多くが孤児となることも予想できた。僕は母親から輸血の承諾を取りながら、十年後にアフリカに多くのエイズ孤児を作った一因は、小児科医たちの浅薄なヒューマニズムだったと批判される時代が来るかもしれないと感じた。僕は自分がやっていることが一時的な自己満足のヒューマニズムなのか、死に瀕《ひん》した子どもを救う正義なのか、答えを出せなかった。――ただ輸血をすると子どもたちは確かに死の淵から生還し、しだいにマラリア薬のキニーネが効き、命を取り戻して退院していく子もたくさんいた。

泣かない子ども

僕の前任者に、二年間勤務しているハンクという名の四十歳のドイツ人小児科医がいた。大学で長年研究生活に明け暮れ、研究や論文執筆の繰り返しにうんざりした彼は、暗い研究室を飛び出して、明るい戸外の光に溢れた世界を飛び回ることのできるＷＨＯ（世界保健機関）に勤めることを決意したという。そのためには二年間の途上国勤務が必要で、このクイーンエリザベス中央病院に赴任していた。

医師生活の大半を研究で費やしたハンクから小児科臨床について学ぶことはほとんどなかったが、彼のＱＥでの二年間の経験は参考になった。

「エイズはこんなに多かったのですか？」

「僕がこのQEに来たとき、八六年、八七年は、こんなに多くなかったな。エイズの子どもが入院してきたら珍しいくらいだった。二年間であっという間に広がった。二年前は、栄養失調の子がなかなか治らなければ、まず結核に感染しているのか、その再燃かを疑えばよかった。でも今じゃ、母親からエイズを感染した可能性も考えないといけない。そしてエイズと結核の両方の感染も珍しくない」

小児病棟では母子ともにやせ細ったエイズ患者を見かけるようになっていた。検査にはお金がかかるため援助があった時か、研究チームが活動している時期でないと行えず、しかも高価なエイズ治療薬は一般患者では入手できなかった。大人のエイズ患者の蔓延はすでに深刻な状態のようで、内科をまわっていたオランダ人の研修医は、内科病棟の結核患者の血液を検査に出したら八割がエイズ陽性だったと話していた。

僕はハンクの外来を見学した。彼がクイーンエリザベス中央病院を去って念願のコンゴのWHO事務局に就職した後は僕が外来を引き継ぐことになる。外国人医師が診る外来には、概して裕福な家庭の子どもが訪れ優先的に診察室に通されるのだが、外国人ではインド人の子どもをよく見かけた。無料の一般病棟では見たことのない喘息《ぜんそく》の患児が受診するのもこの外来の特徴だった。それほど裕福でないマラウイ人も受診したが、教会に着ていくような綺麗なドレスを着飾り、汚れのない白い靴を履いてはにかむ子どもたちは愛らしかった。

ハンクは陽気に患児に笑いかけ診察をしたが、子どもの体にはあまり触れず、聴診もしたりしなかったりで、胸に聴診器を当ててもどこまで真剣に聞いているのか疑いたくなるようなおざなりの聴診だった。次から次に訪れる患児の大半がマラリアと診断され、クロロキンが処方され、血尿を訴えると住血吸虫と診断されメベンダゾールが処方された。

——このハンクの外来で僕はショッキングな光景を目の当たりにした。

庶民の母親が胸に乳児を抱いて入ってきた。まだ裕福な患児の診察の時間帯で庶民の患児の順番ではなかったが、担当の看護婦の判断でここに通されたのだろう。看護婦が現地語で症状を聞き、英語に翻訳してハンクに告げた。一刻も早く忙しい外来から解放されたいのか、ハンクは母親と子どもを一瞥しただけで触診も聴診もしなかった。いつものように診断は「マラリア」、処方は「クロロキン」だった。

看護婦の表情にそれだけかという不満が一瞬よぎった。しかし、僕には汗が滴《したた》りおちる暑さの中で、まるで真冬のように赤ん坊が毛布で包まれていること自体が異様に見えた。しかも毛布に包まれて眠る赤ん坊の様子がなんとなく不自然で、顔色やわずかに見える黒い肌につやがなくチアノーゼを帯びているように見えた。母親は体を揺すって赤ん坊をあやし、自らの乳房を子どもの口にあてがおうとしているが、毛布の中の乳児は目を閉じたまま眠りつづけている。ハンクの斜め後ろに座っていた僕は立ち上がり、看護婦の通訳を通して母親に聞いた。

「この子は泣かないのですか」

ハンクの手抜きの診断に不満を持っていた看護婦は、日本から来た新米の医者までが見たらわかるような馬鹿な質問をする、といわんばかりに僕を一瞥し、肥満した体を母親に向けた。

「泣かないといってますよ、ドクター」と、看護婦がぶっきらぼうに通訳した。

僕は乳児に近づきながらさらに聞いた。

「どのくらい前から泣かないのですか」

「外来で待っているときから、といってます」

「何時間、泣かないんですか」

看護婦は母親とチュワ語で言葉を交わしたが、その表情が険しくなった。

「ドクター、数時間前から泣かないそうです」

「母親は何歳ですか」

「十七です」

僕は母親の胸に抱かれている乳児に触れた。冷やりとした感触が指に伝わった。聴診器を胸に当てた。十七歳の母親は母というよりも少女というほうがふさわしい初々しさの漂う美しい顔立ちをしていて、胸の中のわが子を優しい眼差しで見守っていた。看護婦は僕の目を読み取ると、すぐに自分の聴診器を取り出した。

僕は中央に置かれた大きなデスクに座るハンクにいった。

「ハンク、この子は死んでるよ」

ハンクはカルテから目をあげ、驚いて立ち上がり乳児に近づき、太い指に持った聴診器を小さな胸に当てた。

母親は数時間の距離を歩いてこの国で最先端の医療施設を備えた病院を受診し、わが子が死んだことに気づかずに、冷たくなっていく赤子に毛布を巻きつけ暖かくしてあげ、長いあいだ母乳を飲まない小さな口に自らの乳房を当てて、元気になってくれないかと念じながらずっと診察の順番を待っていたのだ。それでもわが子の様態が心配で、早く外国人医師が診察してくれるよう看護婦に懇願したのだろう。

看護婦は母親に乳児の死を告げた。それを聞くと母親は狂ったように大声を出して泣き出した。少女そのものの幼い顔は見る間に涙で濡れ、毛布の中のわが子を抱きしめてその場に泣き崩れた。

僕には母親の反応を予想していながら、この出来事をうまく理解することができなかった。冷たくなって息をしなくなった赤ん坊の死がわからずに、立派な外国人医師が診ればきっとこの子は良くなると信じていたのだろうか。先進国の研究機関からやって来る研究者にいわせれば母親の無知ということになり、その無知を正すために教育が必要という結論になるのだろうが、僕の混乱はそんな短絡的で、表層的で、一方的な論理とは隔絶したところにあった。

看護婦は一人で立ち上がることも困難なほど打ちしおれた母親の体を助け起こし、言葉をかけながら部屋の外へ連れていった。立派であるはずのドイツ人と日本人の医者は彼女の愛する子どもの命を呼び戻すことはできなかった。ハンクはペンを取りカルテに向かって、一般病棟で書き慣れた言葉を記した。「Rest in peace（安らかに眠りたまえ）」――僕はキリスト教徒ではないのだが、その言葉は唯一の救いのように思えた。

母親はたとえ初等教育さえ受けていないにしても、わが子が冷たくなり、乳房を吸わなくなった状態には気づき、毛布に包み、乳房を何度も与えようとしていた。きっと彼女のなかでは死を受け入れるための条件が揃わなかったのだ。この病院に外国人医師の診察する外来があることを伝え聞き、そこに行けば必ずわが子が温もりを取り戻し、自らの乳房を吸いはじめると信じて疑わなかった。

その希望がおそらく文字も読めない母親を数時間も歩きつづけさせ、冷たくなったわが子を抱いてこの部屋へ招いたのだ。無知と文明という欧州の人々が好んで使う言葉とはまったく違う文化が、アフリカにはあるように思えた。僕には、看護婦が死の宣告をするまで優しい瞳でわが子を見守っていた母親の姿が、神々しいものに思えてしかたなかった。せめてあの子は安らかに眠ってほしいと思った。

なぜ彼らはコーラを飲むのか

病院にはカンティーンと呼ばれる売店があった。協力隊の仲間が集まってときどき昼ごはんを食べる、病棟の東にある大将のオフィスの近くにあった。吹き抜けの廊下のなだらかな傾斜を下っていくと、カンティーンへの矢印があり、それに従って右に曲がると木枠で作られたカウンターに行きついた。そこは確かに売店で、文字通り看板娘が窓の向こうに腰かけていた。店の中には清涼飲料水やスナック菓子や卵などが置いてあり、カウンター越しにほしいものを指さして買うのだ。僕は喉《のど》が渇くとよくここに来てコーラを買ったが、患者の家族もよくここでコーラを買っていた。ただし家族たちは僕のようにその場で飲まず、入院中の患者に持っていくようだった。貧しいはずなのにコーラを飲むほどの金銭的余裕があることが不思議だった。

売店の先には患者用の給食を作るところ（キッチン）があり、協力隊の佐久間さんが栄養士として僕たちの一年前から勤務しているのでときどき寄って世間話をした。佐久間さんは先輩ではあったが、大学を卒業してすぐに協力隊に参加した若干二十二歳の女性だった。

栄養士の彼女に、僕は患者がコーラを飲むことから推理した、隠された庶民の富のからくりを披露した。海外送金による箪笥《たんす》貯金があるに違いない、というのが僕の考えだった。

「違うわ、黒岩先生」

彼女は僕の顔をまじまじと見た。僕の推理はまたしても外れたというのだろうか。アフリカに来てからというもの、自分の常識がことごとく通じなくなっていた。

「だってカンティーンに来たらみんなコーラを買ってるよ。彼女たちはチテンジを着ていて汗臭いし、庶民に違いない。佐久間さんは若いからわからないだろうけど、コーラなんて僕が子どものころにはなかなか飲めなくて、楽しみなものだったんだよ」

僕の手の中には女性の肢体を露骨にモデルにしたクラシックなコーラのビンがあった。ベトナム戦争中に米兵用にデザインされたと聞いたことがあるが、最近は日本ではこのセクシーなタイプのビンは見なくなった。ビンの中にはまだ半分くらい黒い液体が残っている。

「先生の子どものころは何を飲んでたの」

「ソーダ水とかカルピスだよ。だいたい夏になると袋に入った粉をコップに入れて、冷えた水を入れて箸《はし》でかき混ぜるんだ」

「冷えた水はあったんだ」

「あったさ。小学校に入った頃には冷蔵庫はあったな。もっと小さな頃は氷屋さんが氷を届けていたのを覚えているから、きっと電気冷蔵庫はなかったんだな。親父が医者だったからお中元にカルピスがよく届いて、あれは楽しみだったな。兄弟が多くて勝手に飲んじゃいけなくて、どれだけ減ったかいちいちチェックしてたよ。上の兄貴なんかビンに線を引いてね」

「へー、日本もそうだったんだ」

「だからさ、本当に貧しかったら栄養のない、あんな嗜好品のコーラを患者の家族が買っていくなんて考えられないよ。治療費や入院費がタダでお金を使わなくていいから、きっとお金は結構持ってるんだ。ヨーロッパやアメリカに出稼ぎや、いわゆる頭脳流出で行っている人が多いっていうから、海外から送金してもらった、箪笥貯金が結構あるんじゃないかって思ったんだ」

「先生、無料病棟の患者さんじゃ海外送金の恩恵にはあずかれないわ。ここの職員ならそんな親戚や兄弟もいるようだけど。あれは患者さんへの精一杯の差し入れなの。貧しい財布から精一杯お金を出してるのよ」

「……」

コーラが精一杯の差し入れといわれても、理解ができない。

「何よ、先生、そんな間の抜けた顔をして。いい、教えてあげるわ」

佐久間さんは奥から卵を取ってきて、僕のコーラのビンを取り上げた。そして二つを机の上に置き、僕に聞いた。

「はい、先生、質問です。ここに卵とコーラがあります」

「佐久間さん、これ、ゆで卵にしておやつに食べるんだ」

「ここの鶏はその辺を元気に走り回ってるじゃない。だから人工灯を当てられて生みつづける日本のブロイラーの卵よりずっと美味しいわよ。質問に戻るね。先生がここに入院した患者さんの家族ならどっちを買うかしら。コーラ、それとも卵？」

「栄養のある卵に決まってるだろう。入院する子どもたちはみんなやせ細っているじゃない、栄養をつけるのが一番だよ。ここに来るまでは感染症なんて抗生物質さえ投与すれば治ると思ってたんだけど、違うようなんだ。栄養失調が進行した子はどうも薬の効きが悪いような気がする。コーラは僕もよく飲むし、スカッと爽やかだけど、栄養はないし、あれは毒だよ。病人が飲んじゃいけないね。砂糖がたくさん入っていて虫歯になっちゃうよ。どうして家族は卵を買わないんだろう」

「その砂糖なのよ」

「それがどう関係するの？」

「先生の病棟で看護婦さんがよくお茶をしない？」

「よくやってるよ」

「砂糖を使うでしょう」

「すごいよ。スプーンに大盛りにして平気で五杯くらい入れてるね。あれも健康に良くないんじゃないかな。彼女たちが太ってるのもそのためだよ」

「空腹を満たしてるのよ」

「……」

「朝ごはんの代わりに砂糖のたくさん入ったお茶を飲んで、あれで空腹感を抑えているのよ。糖分の吸収は早いでしょ」

僕は大学時代の授業を思い出した。「君たちが山で一週間迷ったすえ運よく麓《ふもと》にたどりついたら羊羹《ようかん》とステーキのどちらを食べたいか、当然君たちは飢餓《きが》同然の腹ぺこだ」と先生が質問し、そんな経験は学生の誰もなかったのだが、本能なのだろうか、ほとんどのクラスメートが羊羹を食べたいと正解した。学生の反応に気をよくした先生は、黒板に向かってなにやら糖分の吸収のメカニズムの解説を始めたが、その内容は覚えていない。

そうだ、糖分の吸収は早いのだ。

「村ではみんなコーラなんて飲む余裕はないわ。入院した患者さんたちが飲むことのできる貴重な差し入れなのよ。ここに来るまで何時間も、中には何日も歩いてくる人もいるじゃない。喉も渇いているだろうし、入院したら、とりあえずコーラかファンタオレンジを飲んで元気をつけるみたいよ」

「ようやくこの病院にたどりついたときには、交通費でお金を費やした母親も病気の子どもも腹ペコってことなのかい?」

「そうよ。私もここに赴任した頃はコーラなんかじゃなくて卵を買えばいいのにって思ったわ。でもタンパク質は村での日々の生活の中で取ってこそ重要で、それができる余裕があればこんなに悪くなって病院に来ないのよ。小児科には栄養失調の病棟があるじゃない、わたしも給食を届けるときに見るけど、あそこは地獄だわ」

「栄養失調病棟か、あそこは入院した子どもの半分以上が亡くなっているよ。敗血症だけど、抗生剤を二つ使っても効かない子が多いな」

「子どもたちのほっぺたに穴が開いたり、足の肉が潰瘍《かいよう》で削《そ》げ落ちてたりするじゃないの。栄養士は村での栄養のバランスを考えてお肉がなければ豆でタンパク質を取りましょうって教えるけど、あの病棟の子どもたちを見たらそんな次元じゃないわ。あれはもう食べ物がないのよ、じゃないとあんなにならないわ」

「佐久間さんが昼にいつも小児科に運んでくる給食は無料だろう。ここにいる限りは子どもたちはしっかり食べられるんだよね。でも栄養失調の子どもたちは流動食を食べてるというか、流し込んでいる感じで辛そうだな」

　彼女の姿は小児科病棟で毎日見かけた。台車に乗せた大きな円筒の容器に食事を満たしてやってくるのだ。肉を煮込んだシチューのようなものが多く、栄養は豊富で、マラウイの主食のシマといっしょに僕も食べたことがあるが、なかなか美味しかった。

「運よくあの病棟から生きて出られれば、私たちが作っている食事を自分の口と舌を使って食べられるようになる。それで食べることの幸せを感じてくれたら嬉しいけど。あそこでは退院前の栄養指導もしているでしょう」

「やってるよ。食事の前にはユニセフが作った衛生教育の歌なんかコーラスして、手をたたいてるよ。ユニセフはあんなコミュニティの活動が好きだよね」

　僕はふと、毎日給食を小児科病棟に運んでくる佐久間さんの表情が厳しいことを思いだした。

「でもさ、どうして、佐久間さんは給食を運ぶのに付き添っているんだよ。きつそうで大変じゃないか。別にマラウイ人のスタッフにまかせたっていいじゃない」

「きついんじゃなくって心配なのよ。ちゃんと見ておかないと給食がなくなっちゃうの」

「……なくなるってどういうこと？　あの給食を入れた大きな容器は台車に乗っていて盗むなんて不可能だろう」

「容器はなくならないわ。中身が盗まれるのよ」

僕は耳を疑った。

「だって台車は、誰からも丸見えの廊下を押されてくるわけじゃない。誰がどうやってあの容器の中の給食を盗むんだよ」

「それがなくなるのよ。正確にいえば中身の量は、各病棟を回るごとにどれだけ必要かが計算されているんだけど、入院患者数をもとに用意した以上にどんどん減ってしまうのよ。スタッフか患者か、病院の中に泥棒のネットワークがあると思ったほうがいいわ」

「うるさい日本人が今日も監視してるとか、今日はいないとか」

「それはもう間違いなく伝達されてるわね」

「盗んで食べるほど腹が減ってるんだ」

「よくわからないのよ。同僚は横流しだといってるけど。見たわけじゃないし」

その後二回ほど怒りと悲しみにゆがんだ佐久間さんの顔を小児科で見た。キッチンを出たときにはいつもの量の給食があったのに、途中で予定以上に量が減って小児科の次の病棟の患者さんに給食が十分に配れないという。食事抜きの患者さんも出てくるわ、と怒っていて今にも泣き出しそうだった。

お金を生むシステム

僕はあいかわらず喉が渇くとカンティーンまで行き、健康人には嗜好品のコーラを飲んで喉の渇きを癒《いや》し、スカッと爽快感を満喫した。病棟では遠路やってきた子どもが入院すると、母親はコーラを買って与えた。小児科を見渡すと、やせ細って大きなつぶらな目をあけて活気を失った子どもがコーラを小さな手に持っていた。佐久間さんの話で、空腹と渇きを抑えるためだということはわかったが、病人にとってコーラは良くない。第一虫歯になってもろくな診療はできないのだから。僕はボスのボーグステンに抗議をこめて正論を述べた。

「どうして、あんな糖分の塊のようなコーラを飲むのを許可してるんですか？　健康な人にはいいけど、病人には毒です。日本の小児科じゃ考えられないですよ」

ボーグステンから返ってきた言葉は考えもしないことだった。

「少なくともコーラは清潔でしょう」

僕は二の句が継げなかった。

地方には綺麗な水を飲めない人たちがたくさんいて、そのために下痢症を起こし、それが長引き入院する子どもたちも多い。水道水がなく、井戸水や、川の水や、雨水に頼る人たちは経験的に、水源が汚れていれば感染してコレラなどの致死的な病にかかることを知っている。病気になった子どもには清潔な水分を与える必要があり、コカコーラは少なくとも清潔なのだ。マラウイ人の金持ちも、僕のような外国人も飲むコーラに問題があってはならず、品質管理は十分なされており、細菌が混入することなど許されない。健康な外国人医師の僕が毎日カンティーンでコーラを飲み干す姿は、患者の家族にとっては安全というブランドを与えているのかもしれない。確かにコーラを飲んでお腹を壊したことは一度もない。

ボーグステンは僕の狼狽を見てニヤリと笑い、「ドクタークロイワはORSを飲んだことがあるの？　一度飲んでみるといい」といって、診察をつづけた。

ORSはコレラなどで脱水に陥った患者が飲む飲料水で、インドで開発され世界中の途上国で使われている。抗生剤をつかわずともこのシンプルな補液だけで多くの命を救うことができる。ポカリスエットのようなもので、彼女にいわれて実際飲んでみたが、美味しいものではなかった。

QEの小児病棟を通して見えてくるアフリカには有無をいわせない現実があった。少なくとも清潔な飲料水であるコカコーラは、お金を生む秘訣《ひけつ》があるからこそ販路を広げ、アフリカの田舎町まで確実に届けられている。ときには「お楽しみ」として貧しい子どもたちの喉を潤している。お金を生むものに価値がつき、世界の果てまで行き渡るシステムを、すでに先進国は作りあげているのだ。

商品価値ということでいえば、目の前のやせ細った子どもたちのように、涙のこぼれるほど痛ましい姿になって初めて寄付が集まるという現実がある。そんな子どもたちの写真に心を痛め、海外から多くの援助が行われる一方で、途上国の子どもたちの健康を守るために最も重要な清潔な飲み水や食べ物に対する配慮は、つねに一時的な援助の繰り返しに終始している——。

第五章

難民景気

水を恐れる少年

エミリーが去り、ハンクが「Nobody can predict the future（誰も先のことはわからない）」といい残してクイーンエリザベス中央病院を後にした。次々とやってくるオランダ人の研修医や、ヨーロッパから実習に来る医学生の指導をまかされ、僕はいつの間にかQEの中堅の小児科医として忙しい日々を送るようになっていた。

小児科医が見逃してはならない病気のひとつに髄膜炎《ずいまくえん》がある。福岡市の子ども病院に勤務した際に乳児の髄膜炎はかなり経験した。感染症が脳をつつんでいる髄膜にまで及ぶと髄膜炎が起こり、患児は痙攣《けいれん》を起こす。治療が遅れると脳にダメージを残し、死亡することもある。特に新生児と乳児は要注意で、必ず髄液を取り診断を行う必要がある。

この病院で多いマラリアは治療に反応しなければ脳性マラリアに進展し、痙攣を起こして予後は悪かった。しかし、子どもの痙攣の原因がマラリアではなく髄膜炎ではないか、という検査はほとんどされていなかった。治療ができないのならその曖昧《あいまい》さもわかるのだが、QEの検査室では髄液を取れば診断は可能で、髄膜炎の治療に必要な抗生物質は常に入手できた。

注射針が一本あれば髄液は採取できる。腰椎《ようつい》に刺した針から、どろどろに濁った液が落ちればまちがいなく細菌性の髄膜炎で、直ちに抗生剤を開始すれば、命を救える可能性がある。運がよければ後遺症を残さずにすむかもしれないのだ。ところがここではあまりにも脳性マラリアが多いせいか髄液採取はほとんどしていなかった。注射針が貴重で、かつ乳児の髄液採取のために適当な大きさの針が入手困難なことも理由だった。

赴任後しばらくして、リロングウェの協力隊事務所に行く機会があり、倉庫に注射針とデスポ注射器の備蓄を発見したときは目が点になった。大きさも適当で、これさえあれば乳児の腰椎に針を刺して髄液を採取できる。協力隊事務所は僕たち医療隊員を可愛がってくれ、甘いところがあった。医療調整員の下田さんにねだると、姉御肌の彼女は、髄液採取に適当なサイズの注射針とデスポ注射器を箱ごと手に取り、ウインクと共に僕に渡した。

ブランタイヤのQEに戻ると注射針を医師控え室の棚の上に隠した。そして乳児の痙攣を見て、髄膜炎を疑えばまよわずに針を取りに行き、髄液を採取した。看護婦に手伝ってもらい患児の背中を丸めて固定し、背中に刺した注射針からポタリポタリと落ちる液体が濁っていれば、検査結果を待たずに抗生物質を開始した。僕がこっそり注射針と注射器を隠し持っているのを知って、平和部隊の女医のサラはときどき僕のところへ注射器をもらいに来た。差し出した手の平の指を屈伸させて、「頂戴《ちょうだい》」とシグナルを送るのだった。

九月になると熱帯モンスーンの気候にあるマラウイは、乾季に入り暑い日がつづくようになった。そして僕には決して忘れることのできない少年が入院した。ちょうどロンドンからシンディという医学生が小児病棟に実習に来ていたが、彼女を通して僕は自分の中に生じていた酷薄な変化を知ることになった。

イギリスには医学生が一ヶ月ほど学外で実習を受けなくてはならない制度があり、実習先は国内の病院でも国外でもよかった。日本と違うのはマラウイのような途上国の病院も含まれ、それは熱帯医学が生きた学問として根づき、価値が認められていることを意味していた。

その制度を利用して、イギリスからは頻繁に医学生がＱＥにやってきていた。シンディは先週ロンドンから来た二十二歳の女学生で、僕のあとを熱心についてまわり、疑問には納得できるまで質問をつづける子だった。

シンディとナースステーションにいたとき、窓越しに看護婦に付き添われた小学校高学年の少年が個室に入院するのが見えた。奇妙なことに看護婦の対応は冷たく、患児の手を取ってバイタル（血圧、脈拍、呼吸）のチェックもしなければ点滴もしないのだ。少年は捨て置かれ、床の上に座り、そばには祖母が付き添っていた。外見は別に悪いところはないように見える少年は、ひどく怯《おび》えたような表情をしていた。

僕はナースステーションを出て病室に向かった。シンディも僕の後を追った。

「何の病気ですか」と看護婦に聞いた。

「狂犬病ですよ」

僕の胸は高鳴った。日本からはとうの昔に消え去った病気だ。

「点滴もしないし、血圧や体温の測定もしていないようですが、ほっとくんですか」

看護婦は険しい表情をして僕を見た。

「もう助かりませんから。唾液《だえき》にウイルスがいるんです。ドクターと違って私たちは高価なワクチンを打っていないので、感染したら死にます」

広尾訓練所で毎週毎週、予防注射を正気とは思えないほどたくさん打たれたが、その中に狂犬病のワクチンもあった。

「どのようにして診断したんですか。血液検査をしたんですか」

「脳性マラリアの診断で入院したんですが、しばらくすると点滴を自分で抜いて、補液を投げつけたんです。聞けば犬に噛《か》まれたというじゃありませんか」

「狂水症ですか」

「そうです」

狂犬病の患者は、水を飲むと喉が痙攣して息ができなくなり苦しいので、水を極端に恐れると習った。僕はそれは飲み水のことだと思っていた。飲むことのない点滴用のボトルの中の液体まで恐れるとは――想像を超える苦しさなのだろう。僕の幼い記憶には口に鉄の輪をした犬が町の中を歩いている光景があるが、あれは狂犬病を恐れてのことだったのだろうか。

僕は狂水症の症状を知りたくてコップに水を入れて病室に入った。それを見た看護婦が露骨に眉をひそめたが、僕はかまわずに少年に近づいた。少年の目には不安が溢れていて、たじろぐほどの切迫感があった。恐怖に光る視線は僕の目に向けられ、そしてコップに移った。コップの中に水の存在を認めた瞬間、少年は絶叫を発した。体を丸め、コップを拒絶するように両手を力いっぱい前に突き出し、狂ったように後ずさりをして病室の隅にうずくまり、水から逃れた。僕はあっけにとられた。

これが狂水症なのだ。教科書通りの少年の反応に僕は興奮し、知的好奇心が満たされ高揚感が体に満ちていったが、僕の心には病に苦しむ少年への同情はなかった。

「シンディ、あの少年は明日まで生きてるかな」

僕は立ち上がり、ドアのところから病室を眺めている彼女に話しかけた。

「狂犬病は症状が出たら必ず死ぬんですよね。あと十日くらいですか」

「ずいぶん昔に日本から消えた病気で、僕には経験がないんだ。ただ教科書には狂水症は二日から二十一日つづくって書いてあったような気がするけど。症状が出たのが今日ということはないだろうから、彼に残された時間はあまりないのかもしれない」

「怯えてますね。体はこんなに元気なのに」

シンディの青い瞳は光を失った湖のように深く沈んだ色をしていた。

発症した日を、少年に付き添っていた看護婦に聞こうと思ったが、感染を恐れる彼女の姿は既になかった。少年の脇に祖母が心配そうに座るだけだった。

「明日まで生きているかな」

「急いですることがあるんですか」

シンディが僕の目を見ていった。

「彼を撮りたいんだけどカメラを忘れたんだ。今から取りに帰って彼の写真を撮ろうか、明日にしようか迷ってるんだ。明日にはもう彼はいないような気もするし……」

シンディは暗い顔をして、口を閉ざした。

結局その日はカメラを取りに帰らず、翌朝一番にニコンAF一眼レフを片手に少年が入院していた個室に向かったが、部屋は空っぽになっていた。

「昨夜亡くなりました」

看護婦は病室に立つ僕にそういった。

僕は貴重な症例写真を撮れなかったことを悔やんだ。やはり昨日、少し無理をしてでも家にカメラを取りに帰るべきだったんだ。病気の進行の早さに驚き、教科書どおりに発症したら必ず死への転帰をたどる狂犬病という病気の神秘さに感動さえした。そこには少年が死んだことの悲しさはなかった。僕はシンディを病室の前に呼んだ。

「君の写真を撮りたいんだけど」

「あの子は亡くなったんですね」

彼女はドアの中に半歩踏み入れ、少年が座っていたあたりに静かな視線を落とした。

「昨日カメラを取りに帰るべきだったよ。こんなに早く死ぬこともあるんだな」

「ネルソンに書いてあったことはほんとうでしたね」

「教科書を読んだの？」

「貴重な症例ですから」

「ここのドアの方に立ってくれないかな」

僕は病室の入り口を指さした。

「ドクター、私を撮っても仕方ないですよ」シンディは短いブロンドの髪をかきあげ、僕に冷たい視線を向けた。「人として患者の死を悲しむのではなく、稀有な症例の記録に固執するんですね」その言葉には、指導医に対する抗議がにじんでいた。

それでも彼女は僕のいうとおりにドアに立ってくれた。

「私は笑わないわ」

「いいよ」

一眼レフはガチャリと小気味良い音を指先に伝え、フラッシュを放ち、ややうつむき加減の笑顔のないシンディを捉えた。カメラの右側の空間には、少年が座っていた床と、病室の奥の窓が写った。窓の外には朝日が溢れ、風になびくカーテンの隙間からは、遥かなる山並みと抜けるように美しいアフリカの空が広がっていた。

「記憶ってやつは確実に薄れていくけど、この写真を見れば狂犬病のことも少年のことも思い出すだろう。君のこともね。日本に帰ったら医者や学生に話すよ」

シンディの瞳はやわらかいブルーの光を少しばかり取り戻した。彼女の白い手がカメラを持つ僕の右腕を白衣の上から強く摑《つか》んだ。

麻痺していく「人の心」

彼女が嫌悪したように、僕は子どもたちの死を毎日見るうちに、いつの間にか患者が死んでも心が痛まなくなってきていた。亡くなった次の瞬間には他の患者の診療が待っていて、感傷に浸る暇がないという現実があるのかもしれない。僕の中には、症例を記録に残し伝えようという医学的な義務感とともに、好奇心と功名心が存在していて、それは浅ましさという言葉と置き換えてもさほど違いはないように思えた。

シンディに摑まれた右腕は熱を帯びて、しばらく温もりが残った。翌週彼女はロンドンに帰ったが、医師控え室の机の上には彼女が実習で使っていたハンディータイプの小児科臨床の手引きが置いてあった。僕が白衣のポケットにそれを入れてみながら、持ち歩きにいいな、と出版社名を書き写していたのを覚えていたのだろう。手引き書には、ところどころに彼女が書き込んだ文字があり、真面目に医学の修得に取り組んでいる健気な姿が想像できた。思いがけないプレゼントの横には、メモが残されていたが、ロンドンの彼女の住所を訪ねることはなかった。

——確かに僕は子どもの死に麻痺するようになっていた。しかし人の心というものはわからないものだ。知り尽くしたと思っている自分の心が、時には予想もしない反応を起こすことがある。

その朝いつものように乳児病棟に行くと、ミリンダという小柄の、陽気で気のいい中年の看護婦が、毛布に包まれた乳児を机の上に置き、僕の診察を求めた。黒人の赤ん坊の肌の色は黒色ではなく、日本人のそれとさして変わらない。毛布を開くと褐色の肌は冷たく、呼吸は止まり、心臓は動いていないことが一目瞭然だった。死亡の公的な確認を得て、はやく死後の処置に移りたかったのだろう。僕は聴診器を首にかけなおし、カルテに死の転帰を記載し、「Rest in peace」と書いてサインをした。ミリンダは冷たい乳児を毛布に包みなおし、病室を後にした。しばらくして病室の外から母親の魂を引き裂くような例の叫び声が聞こえてきた。普通の出来事で一週間の勤務中に何回か経験することだった。

それから僕は日常の診療業務に移り、コットの中の乳児の診察を始めた。最初の乳児の死から十分もしないというのにもう一人の乳児の死亡を確認した。担当のミリンダを呼び、死を伝えた。そばに立っていた母親はやはり大声で泣きはじめ、虚脱状態になりその場に座り込み、周りの母親たちに支えられた。このように短時間での死亡がつづくことは何度か経験していた。僕の麻痺した心は健在で、何事もなかったように診療をつづけた。

そして数分後、乳児病棟の右端の壁の近くのコットに寝ている子どもの胸に当てた聴診器からは、心音も肺音も聞こえてこない。体はまだ温もりを残しているというのに、生後五ヶ月の小さな胸郭はピクリとも動かなかった。手を当ててみても、小さな口からはき出されるはずの空気の流れはない。そのとき僕の目にはコットの横の壁に出ている酸素の管が見えた。ということは酸素投与が可能で、蘇生ができるということなのだろうか、温もりの残る胸を押して心マッサージをすればこの子は息を吹き返すかもしれない、僕の脳裏には日本の医療の残像がよぎった。しかし心電図は歩いて七分先の有料病棟にしかない。心臓は止まっているし、第一ここに蘇生薬なんてないじゃないか――。僕の混乱は一瞬のことだった。

最初の子の死亡を確認してから十五分も経たないうちにさらに二人の死亡をみとったことになる。これは初めての経験だった。ミリンダに伝えると、彼女は顔を曇らせ、傍らでわが子を見守る母親に伝えた。母親は両手を挙げ、顔を覆い、体を反らし、腹の底から悲しみを吐き出すように泣きはじめ、床に崩れ落ちて両手で頭を包んだ。見慣れた光景で、僕は平然と次の患児の診察に移ろうとした。

ところが、予期せぬことが起こった。母親の泣き声が僕の耳を通過し、体の芯にとどいた瞬間、僕の中の何かが音を立ててはじけた。膝の力が抜け、その場に崩れ落ちそうになったのだ。母親の悲しみに満ちた号泣は容赦なく全身に降り注ぎ、僕は必死でその場に立ちつづけ、涙をこらえた。僕の心を麻痺させてくれていた麻薬は完全に効力を失った。小さな遺体に残る温もりと、偶然目に入った酸素の管が、僕を正気に戻してしまったのだ。

「ドクターに会えてよかった」

結核は長期の治療が必要で、患児と付き添いの母親の入院は長かった。顔なじみになることが多く、しかも病気が快方に向かうと挨拶を気軽に交わすことも多かった。アフリカの人たちが本来持ち備えている陽気で素敵な笑顔に、心が洗われるような気持ちになった。そんな病棟に行くのは楽しかったが、それに比べて一般病棟に入院する患児や母親との会話はほとんどなかった。症状は重く、翌日来ると死亡退院していることも稀ではなかったということもあるが、ここに入院する子どもも母親も教育をあまり受けておらず、英語もあまり喋れないためだと思い込んでいた。そんな僕の常識をくつがえす朝が訪れた。

僕はいつものように朝日の当たる、長い吹き抜けの廊下を小児病棟のほうに下っていた。すると病棟のほうから来ていた小学校高学年の少年が僕の前で立ち止まった。裕福とはいえないが、キチンと洗ってアイロンをかけた服を着ていて、背筋を伸ばした姿は品の良さが感じられ、朝のすがすがしい光のなかで僕を見上げた顔は若々しく黒光りをしていた。

「グットモーニング、ドクター」

明瞭な英語の挨拶に僕は立ち止まった。しかし、グッドモーニングといわれても見たことも話したこともない少年だ。判然としないまま、僕は挨拶を返した。

「僕のことを覚えてますか？」

礼儀正しい少年は僕の当惑を面白がるようにニヤリと笑った。

「入院中はお世話になりました」

これだけ完璧《かんぺき》な英語を喋る怜悧《れいり》な少年が入院していたのなら、かなり立ち入った会話を交わしたはずなのに、僕にはまったく記憶がなかった。

「君は、小児科に入院していたのかい」

「そうです」

「……」

「ドクターは僕を毎日診てくれましたよ」

狐《きつね》につままれ、狸《たぬき》に化かされたような気持ちだった。どんなに頭をひねっても彼を見た記憶がないのだ。少年は僕のそんな様子を楽しんでいるようだった。

「先生は入院患者の僕を覚えていないのですか」

少年の目は嬉しそうに輝いている。

「……その、君はどこのベッドにいたかな」

「ナースステーションの横の個室です」

「いつ？」

「先週です。先生にはお世話になりました。部屋の中は真っ暗で、僕は一言も先生にお話ができませんでしたけど、先生の姿やお話はよく覚えてますよ」

「ジョン！」

「そうです。破傷風で入院していたジョンです」

アドレナリンが体中を駆けめぐり、瞳孔は全開になり、開けた口をふさぐことができなかった。ぶったまげた、という表現が僕の驚きをかなり正確に伝えているだろう。

少年は破傷風で入院していた。ガチガチに体が硬くなって、背中を反らし、ご飯を自分で食べることもできず、チューブを入れて流動食を与えていた。刺激を与えると痙攣を起こすので、病室では静かにし、光も刺激になるからと黒いビニールで窓をふさぎ遮断していた。外見は完全に脳のダメージを受けているとしか思えないのだが、教科書には脳に障害が残らないと書いてある。しかしベッドに背中を反らして横たわる少年の苦悶《くもん》に満ちた表情と、繰り返す痙攣を見ていると、とても教科書の記載を信じることはできなかった。こんなに患者を苦しめて痙攣を起こす破傷風が脳にダメージを与えないわけがない。赤ちゃんの破傷風も何人か入院したが、全員亡くなっていた。

「先生にはご心配かけました」

「……僕のことを覚えているんだ」

「患者はこんなに苦しんでいても破傷風は脳にダメージを与えない。刺激を与えたら痙攣を起こして脳にいいはずはないから、静かに静かにと学生に話してたじゃないですか。新生児と違って助かるチャンスは高い。僕が間違って食べ物を肺に飲み込まないように、と看護婦さんに指示もしてましたね」

彼の頭は反りかえり、いつもベッドの壁を向いていたというのに、どのようにして僕の顔を見ることができたのだろう。僕は多くの協力隊員の心をつかんでいる、アフリカの庶民の私利私欲のない笑顔をジョンの顔に見ながら、言葉の重みをつくづくと感じた。庶民の入院する無料病棟の中には、僕が思う以上に英語を話す子どもや母親がいるに違いない。母親に常に接する看護婦隊員がチュワ語を熱心に学んでいたが、小児科に勤務する僕にもそれは必要なことで、世界をもっと広げるに違いない。

イギリスから来た医学生の中に完璧なチュワ語を話す白人がいた。僕の診療の傍らに座り、チュワ語と英語で通訳をしてくれた。彼はマラウイで生まれ、育ち、この国の子どもたちのために医者を志し、卒業したらマラウイに戻るときっぱりいっていた。肌の黒いマラウイの幼児を見つめる彼の瞳は優しく、自分の生まれ育った祖国に対する揺るぎのない愛情を感じた。

「ドクターが助かるチャンスが高いって話されてたので、僕はずいぶんあの暗闇の中で希望を持ったんですよ」

ジョンは明るい表情で僕を見ている。

「では、これから学校があるので僕は行かなくてはなりません。ドクターに会えてよかったです。良い一日でありますように」

あっけにとられる僕に向かってジョンは右目を閉じてウインクをし、その場を後にした。僕の視線は颯爽《さつそう》と遠ざかるジョンの背中を追った。吹き抜けの廊下から見えるクイーンエリザベス中央病院の庭には、ジャカランタの木に咲いた可憐《かれん》な紫の花びらが爽やかな風を受けて揺れていた。

政治への関心

僕がマラウイに在住した一九八九年から一九九一年は、東西の冷戦が終焉《しゅうえん》を迎え、世界が激変した時期でもあった。といっても生まれてこのかた選挙に一度も行ったことのないノンポリの僕は、マラウイに来るまで政治にはまったく興味がなかった。記憶にある日本は自民党の絶対的な統治下にあり、与野党の議論は、意識的に本質を逸脱したようなイデオロギー論争に終始する退屈なものだった。自衛隊、憲法九条、米軍基地、靖国神社、中国、朝鮮などの問題が繰り返し論じられるものの、これらの課題を統括して議論を組み立て、現実的な政策に向かう気配は一向になかった。エリートが裏取引によって指揮をとる日本で、政治に関心を寄せるなど時間の浪費にすぎない、というあきらめの気持ちを抱くその他大勢の日本人にすぎなかった。

ところが日本から遥かに離れたアフリカで青年海外協力隊のボランティア医師として働くようになると、祖国である日本の輪郭がどんどん鮮明になってきた。僕は知らず知らずのうちに政治に関心を持つようになった。

協力隊事業そのものが、ボランティアの美名を借りて行われる壮大な国家事業だった。アフリカでは情報源のために、短波放送でバラエティに富む英国のBBCニュースを毎日聞いたが、BBCは世界の三大ニュースを流した上で、辛らつな批判を加え、自国の政策に対しても手厳しかった。協力隊の友人たちは、少なくとも海外派遣中には臆《おく》することなく、協力隊在外事務所、本部のお役所仕事、日本の体制を批判し、世界を元気いっぱいに語った。そして彼らは任期を終えて帰国し、日本の援助機関で国際協力をつづけることを決意した瞬間から、批判の口を堅く閉ざすのだが、それも日本の政治そのものだった。

マラウイが独立の英雄バンダ大統領による一党独裁制で統治されていることも、民主主義を標榜する西側からの批判を活発にし、国内の知識人や外国人の間では密かに政治論争が熱を帯びていた。職場にはヨーロッパから来た医師やボランティアが多かったが、彼らの会話の中でも政治は普通の話題で批判は自然に行われた。英語を母国語としない僕が深い意味もなく「大統領は本当に独裁者なのか」と無邪気に dictator という単語を使うと、そこに居合わせた連中はあわてて僕の言葉を制し、素早く周囲に視線を配るという反応をした。

僕がノンポリであろうがなかろうが、有無をいわせない衝撃的な出来事が十一月に起こった。ベルリンの壁が崩壊したのだ。ドイツから来ていた小児科医のハンクがまだQEにいる時に僕は壁について聞いたことがある。ドイツといえば第二次大戦時の日本の同盟国、フォルクスワーゲン、勤勉、ベルリンの壁くらいしか思いつかなく、単なる好奇心から出た次元の低い質問だった。

「ドイツには東西の壁があるけど、あれがなくなることはありますか？」

「あり得ない」

珍しくハンクは険しい表情をした。

「でも同じ民族ですよね。本心は一緒になりたいんじゃないかな」

「冗談じゃない、東側の連中が流れ込んできたら大きなお荷物さ。低賃金の連中に俺たち西側の職が奪われてしまって、誰も歓迎しないさ」

ハンクの頑な表情に、僕が知ることのない深い歴史を感じ、壁はこれからもずっと立ちつづけるのかと納得したものだが、民衆の手によっていとも簡単にベルリンの壁は打ち砕かれた。すでに病院を去りコンゴのWHOオフィスで勤務を始めていた彼が、所用でマラウイに来て古巣のQEに顔を出したことがある。「壁は崩れましたね」といったが、この歴史的事件に関して彼の口からコメントは聞けなかった。

あたかも自由と永遠の平和が人類に訪れたかのような雰囲気の中で、複雑に絡まりあった世界の現実を見せつける出来事が起こった。第一次湾岸戦争である。

「The war has started」

BBCの第一声はインパクトがあった。日本は自衛隊を派遣せず資金援助のみを行ったと世界で批判を浴びたといわれる湾岸戦争だが、BBCが流した東京からのレポートは意地の悪いものだった。海部という知名度の低い政治家がいつの間にか総理大臣になっていたが、彼が国会で行った演説の内容は悪くなかった。支援額も莫大で有力な貢献になると思われたが、レポートでは日本は金しか出さないことが強調された。

東京の街角でのインタビューでは市民が口にする税金という言葉だけが抽出され、日本人の頭の中には税金しか興味はないようだと東京の特派員は結んだ。BBCのニュースは好きな番組だが、正義と公平を標榜するこのメディアの背景にあるしたたかな情報操作を感じた瞬間でもあった。

戦争の話は病院でもしきりとされたが、彼らの話を通して、イラクのサダム・フセインの残虐性を知った。気に入らない側近を射殺し、少数民族をガスで大量に殺戮《さつりく》するというのだ。こんな話は日本では、学校でも社会に出ても聞いたことがなかっただけに刺激的だったが、陸続きのヨーロッパでは緊迫した現実なのだろう。

アメリカ平和部隊のサラもいる中、日本だけが正義の湾岸戦争に兵隊を送らないことが何だか恥ずかしい思いがしてきて、聞かれてもいないのに思わず口にした。

「日本国憲法では戦争を放棄して……」

ボーグステンは僕の話が終わらないうちにいった。

「日本は兵隊を送らないわ」

日本が兵隊を送ろうが送るまいが、それは彼らにとってたいした問題でもないようで、僕はヨーロッパに近い国での出来事に、アジアの日本が介入することの違和感を覚えた。日本が本腰を入れて取り組むべきはアジアなのだろうなとも感じた。

「アメリカは戦争が好きだね」と僕は傍らにいたサラに聞いた。彼女はアメリカ政府を批判することはなかったが、暗い顔をして、皮肉を込めて一言だけ口にした。

「またアメリカの若者がたくさん死ぬわ」
まるで戦争自体が汚らわしいかのように白衣を翻《ひるがえ》してその場を後にした。

まるまる太った難民キャンプの子ども

クイーンエリザベス中央病院にオダヤスこと小田原康代が現れたのは、原間や大将と一緒にジンバブエ、タンザニアの任国外旅行から帰国した後の五月のことだった。オダヤスは同期の隊員以外は本人の姿を見たものは少なく、協力隊員の間ではベールに包まれた神秘的な存在だった。その彼女がひょっこりと小児科病棟を訪れ、僕の目の前に立ったのである。小さなリュックを担ぎ、タンクトップにスカートというでたちで、スカートの丈は国の決まりで膝が見えない長さだ。

伝え聞くところによると、彼女はもともと秘書隊員だったのだが、マラウイに来てみると秘書の仕事がなかったらしい。要請時の内容と実際の仕事が違うことは協力隊では珍しいことではないが、彼女は迅速に対応し、事務所の支援もあってマラウイ政府難民救済局でフードモニターとして働く道を見つけた。隣国モザンビークの内戦から逃れてくる難民の受け入れ国として、マラウイが国際社会から注目を浴びていた頃で、彼女が赴任した前年の一九八七年には国連難民高等弁務官事務所（ＵＮＨＣＲ）がマラウイ政府に働きかけ、事務所開設を実現していた。彼女は時代の先端をかき分けたのだ。

大学在学時に英語検定一級を取得し、得意の英語と、愛嬌《あいきょう》と、機知と、度胸を武器に、国境沿いのモザンビーク難民キャンプや、周囲のマラウイ人の村落を物おじもせずに歩きまわり、多くのNGOや国連職員と交渉しているという噂が流れ、確かに他の協力隊員とは一線を画した存在だった。隊員の集まるパーティーにも彼女の姿はなかった。

頻繁に隊員の話に登場する噂の人物は、小柄で、黒髪を束ねた可愛らしい顔をした二十四歳の普通の女性だった。

「一度ここを見に来たかったんです。機会がなかなかなくって。お母さんと子どもがいっぱいですね」

彼女は興味深そうに入院の手続きの順番を待っている母親と子どもたちを眺め、流暢《りゅうちょう》なチュワ語で近くの母親に話しかけ、いち早くリバプール熱帯医科大学のマラリアグループが研究を行っている部屋の存在にも気づいた。

「フードモニターってどういう仕事なんですか」

僕は難民キャンプを渡り歩くというオダヤスに興味があった。

「難民用の食料の行方を追うんですよ」

彼女は僕の目を見てそういった。

「ひょっとして食料が消えるとか？」

「私の活動は九九％が援助関係なのでずいぶん現実を見るようになりました。最初は憤りはあったし、今も納得しているわけじゃないけど、横流し、盗難は不可欠と考えて援助をしたほうがいいですね」

「やっぱりそうなんだ。この病棟に給食が届く途中でも中身が盗まれて減ってるって、栄養士の佐久間さんがよく泣いてましたよ」

「へー、この病院でもですか。あとで佐久間さんのところへ行ってみよう」

僕は彼女に小児病棟を案内した。栄養失調の病棟はいつもの通りで、やせ細り、活気のない子どもたちで満床だった。オダヤスは眉間に皺《しわ》を寄せて僕の後をついて来ている。

「難民キャンプにも栄養失調の子どもは多いの？」

「まるまる太ってますよ」

オダヤスの目はいたずらっぽく輝いた。

「難民キャンプの子が？」

「元気に走り回ってますね」

「やせ細って、肉が削げ落ちたここの子どもたちは、この国、マラウイの子どもだよ。なのに隣の国モザンビークからの難民の子が栄養がいいってどういうことだよ」

「難民景気なんですよ」

「それは？」

「デッサ、ムランジェ、ヌサンジェなどの国境ではモザンビーク難民が定住しているんです。特に一九八七年にＵＮＨＣＲがマラウイ政府を必死に説得して、事務所開設を成功させてからは完璧なまでの援助が行われていて、配給物質、福祉、教育目当ての入国者や偽装難民が赤ちゃんも連れて入国していて、月平均二万人の割合で難民人口が増えているんです。つまり周囲のマラウイ人よりいい生活をしている人たちが増えてるってことですね。援助活動で運搬会社、とうもろこし脱穀会社、それに建設会社もかなりの利益をあげてます」

「……小田原さん、この栄養失調病棟に入院している子どもたちの何割が退院できると思いますか」

「つまり、わたしの答えを十から引いた数字が、この子たちの死亡率ということですか」

「そう」

「退院できるのは九割くらいで、残りの一割が亡くなるんですか」

「半分以下ですよ」

彼女は眉をひそめ、五〇％以上の死亡率か、とつぶやいた。「援助関連で働いて一年四ヶ月になるけど、私はマラウイが極限状態の危機を経験していないから、難民景気に歯止めが効かないのかと思ってました」

「ここに入院している、マラウイの子どもたちは極限状態だよ。この子なんて顔に穴が開いてるでしょう。村でご飯を食ってないんですよ。母親の母乳にも栄養がない。そこにまるまる太って見える子はタンパク質が不足して浮腫《ふしゅ》を起こしてるんです。もうすぐ死にますよ。僕にはここは地獄に見えますけどね。でも難民キャンプは危機的な状況じゃないのか――。おかしくないですか？　オダヤス、いや小田原さん」

ベッドのやせ細った子どもは大きな目を開いているが、カンクラムオリスという極度の栄養失調に起きる感染に罹患し、右の鼻の付け根に穴が開いている。その横のベッドには、青い消毒薬を皮膚にできた潰瘍に塗られている、浮腫の目立つクワシオコールになった五歳の栄養失調児が、起き上がる気力もなく横たわっている。

オダヤスはこどもたちから目を逸らさずにいった。

「欧米や国際機関はすごく援助慣れしていて、難民キャンプに混乱が発生する前に活動を開始してると思ってたけど。彼らにとって難民援助はビジネスを始めるための口実だったのかもしれませんね。今思えば、私の赴任前にＵＮＨＣＲが必死でマラウイ政府を説得して事務所を開いたのもそのためだったのかな」

「事務所は援助のお金で潤いますよね。でもマラウイ政府にとって援助はウエルカムなの？　援助によって途上国、貧困国というレッテルが貼られるのは、国家としてのプライドが傷つけられないのかな。言葉は悪いけど、お金を恵まれているようなもんじゃない？」

この国に赴任して一年以上が経過していたが、胸に鬱積してきた援助に対する疑問を彼女にぶつけていた。

「彼らと話してると複雑ですよ。マラウイ人は自尊心が強いから、援助を必要なことは受け止めずに、収入と考えてるみたいなところがありますね」

若干二十四歳のオダヤスは大人で、僕のガキのような素朴な質問に冷静に答えつづけた。

「援助はいらないっていうマラウイ高官はいるの？」

「私のマラウイ人上司に聞いたら、援助はありがた迷惑と答えますね。おもわず偉い！　と感動したんですけど、ふと我に返って彼を観察すると、その自信を裏付ける技術や管理力がないんですよ。そしてなんといっても経済基盤がないのに堂々と援助に頼っていて、かなりずうずうしいんですよね」

「庶民はあんなに人が良くて、謙虚なのに」

僕は初めての国内旅行で行ったサリマで、乗り合いバスで一緒になった男性が僕のバス代を払ってくれたことや、南部の山村で森林管理をしている同期隊員を訪ねたときに道がわからなくなり、親切に案内してくれた現地の人のことを思い出した。

「マラウイ高官も優しい人たちですよ。面白い話があって、私が赴任したころは難民の数が不明だったんです。国連も食料支援量が算出できないので、いったい難民は何人いるんだって毎日のように問い合わせがあったし、会議でもいつもその話題でした。どうして数がわからなかったって思いますか？」

オダヤスは初めてモザンビーク難民の数を推定したとして名を馳《は》せていた。難民キャンプを実際に歩いたり、電話で聞き込みをしたりして得たデータを元に、総難民数を推定し、大統領府が正式に認めている。UNHCRは初めて数字が出たと狂喜したらしい。数がなかったのは、単に国連やマラウイ政府の怠慢のせいだろうと僕は思っていた。

「違うんですよ。マラウイ当局はモザンビークからの難民をブラザー、シスターといって受け入れていたんです。だから国境沿いの村には兄弟姉妹が十人、二十人、五十人という家族がたくさんあったんですよ。この国は周辺の外国人を自然に受け入れて、みんな貧乏なんだけど仲良くやってますよね。大統領府にも難民という意識がなく、入国する者を温かく受け入れて、私が行くと難民のことをブラザー、シスターって呼んでましたから」

「そうか、ブラザー、シスターじゃ数は同定できないよね。Warm Heart of Africaか」

「そうですね、マラウイは本当にWarm Heart of Africaですよ」

「でも、賄賂《わいろ》もあるんだろうな」

「先生、何寝ぼけてるんですか。当たり前じゃないですか。援助物資が都市で売られ、政府高官への賄賂に使われているのは常識ですよ」

「庶民はこんなに貧しいというのに?」

「ここに見学に来てよかったなあ。勉強になりました。比較するものがあるっていうことは素晴らしいことですね。でも皮肉だな、国連が介入するような難民支援がどんどん集まるところは危機的状況にないのに、ほんとうに危機的な状況である庶民には援助が届かないんですから。マラウイ政府の中枢はあきらかに被援助先進国ですね。次から次に危機をちらつかせて援助を勝ちとり、それを国家の正当な収入とみなしてますね」

「一度見てみたいな、難民キャンプってものを」

「普通の村と変わりませんよ、先生」

「巡回診療では定期的に地方の病院に行くけどな」

「どこですか」

「来月は、たしかムランジェの病院だったかな」

「何いってるんですか、先生。そこって難民キャンプですよ」

オダヤスは白い歯を見せて愉快そうに笑った。

「あれが？」

「そうですよ。私も連れてってもらえませんか。迷惑かけませんよ。帰りに重症の患者さんを連れてこなくてはならなかったら、私は車から降りて難民キャンプの事務所に泊まれるし、ローカルバスででも大丈夫ですから」

「窮屈だけど」

「先生、感謝します。そうだ、今度ムランジェに行くときにナショナル・ジオグラフィック・ソサイエティに載っていたマラウイの手記を持ってきますね。私が日本語に訳したんです」

「何なの、それ」

「アメリカの出版社が出している雑誌にポール・セロックスというアメリカ人が手記を書いたん

ですよ。彼は一九六四年にアメリカ平和部隊の英語教師で来て、三十年ぶりにマラウイを旅して所感をつづったんです。この国の本質を率直に書いていて面白いですよ。でも平和部隊のときに反政府運動を扇動した経歴がマラウイ当局にばれて、その雑誌はマラウイでは購入できなくなったので貴重ですよ」

「つまり発売禁止の雑誌の日本語訳を、こっそり持ってきてくれるってことか」

「先生、興奮しないでくださいよ。カソリック教会で配布が禁止されているエイズ予防のコンドームや、平和部隊ご愛用のマリファナを持ってくるわけじゃないんですから」

援助で得をするのは誰なのか

小田原康代はフードモニターという仕事で食料の動きを追ううちに、自然とマラウイの政治・経済と援助の実態を知るようになっていたが、彼女の他に協力隊員の中で政治に接することが多かったのは写真隊員だった。彼らはマラウイの観光やバンダ大統領の宣伝写真を撮るのが仕事だったが、権力の中枢から漏れ聞こえてくる政治や、国際NGOの情報に詳しかった。アムネスティ・インターナショナルがバンダ大統領の独裁政権に圧力をかけていて、何かが起こることを感じているような口ぶりだった。

しかし僕のような平凡な隊員は、無邪気に独立記念日の式典にカムズ・スタジアムへ出かけ、大統領を祝う観客の熱狂ぶりや、全国から集まった民族のダンスや武道を楽しんだ。式典の最後はマラウイとタンザニアとのサッカー親善試合が行われ、スタジアムが揺れるような熱気と歓声に感動した。

黒いスーツに身を包み、場内の喝采《かっさい》を浴びてゆっくりと歩くバンダ大統領は、八十歳を超えた好々爺《こうこうや》で、とても独裁者には見えなかった。むしろ親近感さえ覚えたものだ。僕の身の回りの世話をしてくれているメイドのマイさんもバンダ大統領を尊敬していたし、隊員の中には大統領の写真入りのネクタイを誇らしげにしている者もいた。大統領が僕と同じ医者だということも彼を好意的に見ていた理由なのかもしれない。

六月、僕はQEからムランジェへ向かう車の中にあった。車にはイギリス海外ボランティア・サービスの理学療法士と、マラウイ人のメディカル・アシスタントがいて、僕の横にはオダヤスがちゃっかり同乗していた。約束通りにマラウイでは発売禁止になったという、米国の出版社が発行しているナショナル・ジオグラフィック・ソサイエティに掲載されたポール・セロックスの手記の日本語訳を持ってきていた。

三十年の歳月を経てマラウイを再訪した元平和部隊の英語教師ポールが各地を巡り、大人になった昔の教え子と再会するのだが、教え子の中には政府の要職に就いた者もいて、彼らとの会話や、マラウイでの観察を通して、この国の変化をつづったものだった。文章に一貫性がないのは検閲にあったためだということで、オダヤスは本文訳につづいて十三ページにわたって訳注と、さらに自分が関わっている難民援助を紹介し、マラウイ政府と、難民と、援助の実態を分析し、自分の中に次々と生まれてくる疑問の整理を試みていた。

彼女はこの日本語訳をマラウイ協力隊事務所に提出していたが、それは事務所がとても集めることのできない現政権の実像に迫る情報に溢れていて、日本はその気になれば有能な人材を投入して、かなりの情報収集ができるのだな、と感じた。協力隊事務所としてはマラウイ政府が発売禁止とした雑誌の元凶である記事の日本語訳、しかもポイントを外さずに率直な解説が満載された報告書の対応には困ったようで、公には入手できない幻の力作になっていた。

僕の知らない独立時のバンダ大統領の素顔や、弾圧の事実がつづられつつも、その文章はマラウイへのほとばしるような愛情に溢れていて、僕は赤土の中を走る車の中で一気に読んだ。

「ポールは反政府運動で知られる平和部隊の語学教師だったんだね。国外追放されたのかな。彼らの扇動活動が原因で、平和部隊の教師は派遣中止になったって聞いたけど。三十年前はバンダ大統領も元気だったみたいだね。この文章いいね。『バンダは谷間の平地に設置された小さな木造のステージに立って演説し、私は彼を見下ろす形で脇の土手から大勢のアフリカ人と一緒に聞いていた。彼のいでたちはまるで葬儀屋。偏狭な教条主義者で自分の知らないことは何もないと、まるでドクターのように我が道を行くタイプだった。列席する議員たちに与える威嚇《いかく》に私は目を見張った』バンダ大統領はイギリスで開業していた医者でしょう。僕の上司のボーグステンは彼とは旧知の仲だよ。彼女はイギリスからナイトを受賞したけど、こないだバンダがQEに来たときに話しかけてたな。あなた、私を忘れたんですかって。小田原さんはポールに会ったんですか」

　僕たちの会話は日本語なので話の内容に気をつける必要はない。

「会いましたよ。面白かったな、危ないところをいろいろと旅している小説家ですね」

「三十年前に来た平和部隊だから、もう五十代か」

「そうですね」

「彼は三十年を経たマラウイの風景を、森林破壊が進んでいると書いてるけど。僕には緑が多いように見えるし、森林がなくなるのは日本のような先進国による商業伐採だと思ってたけれど、マラウイもそうなの？」

「マラウイの庶民は日常生活に木が必要なんですよ。電気もないし石油も買えないから、炊事には薪《まき》を拾って使ってるんです」

「こないだ難民キャンプに毎月二万人が入ってきてるっていってたじゃない？　彼らも木が必要じゃないの？」

「炊飯だけじゃなくて、家も必要で建設ラッシュですからね。難民キャンプの周囲の木がどんどんなくなってます。難民や周辺住民が木を拾いに行く距離がだんだん長くなってるんですよ。モザンビークに行った人が戻ってこないなんてことがときどき起こってますね」

「どうして戻ってこないの。モザンビーク人にとってみれば故郷に戻り、マラウイ人にとっても見えもしない国境線を越えて、親戚が住む村に行くだけのことだろ。アフリカの国境線はヨーロッパ列強の利権で引いただけで、住民にとって国境なんて意味がないんでしょう」

「基本的にそうですけど、内戦がそんな牧歌的な環境を変えてしまったんです。国境を超えて戻らない人は反政府ゲリラに捕まって殺されたか、女性ならレイプですね」

車は土ぼこりをあげて進んだ。はるかに丘陵が見える。オダヤスがいうような牧歌的でのどかな風景は、緑の多い懐かしい日本の田舎の風景と重なってくる。

オダヤスが僕の手を握った。彼女の視線は車窓の外にある。

「先生、見て。あの缶を持って道端に立ってる子ども」

道の脇に簡易造りのテントが張ってあり、その前に少年が立って、手にした銀色の缶をかざしていた。少年は普通のマラウイ人にしか見えない。

「彼はモザンビーク人ってことか」僕は小さくつぶやいた。

「外見では見分けはつかないですよ」

「マンゴーやトウモロコシを売るのはよく見るけど。あの缶は何なの？」

今まで見過ごしていたのかもしれないが、僕には初めて見る光景だった。

「ＵＮＨＣＲからの援助物資ですよ」

「これが難民景気のひとつなんだ」

車の後方に飛んでいく少年を見ながら、僕はいった。

「現実ですよ、先生。許せませんか？」

「えっ」

「許せないって顔してますよ」

車はやや小さめの英国製の四輪駆動で、日本車に比べるとかなり簡素な造りになっていて、サスペンションが甘いのか揺れが少し大きい。オダヤスは片手で車窓の上のつり輪を摑んで体のぶれを抑え、僕のほうを見ている。ずいぶん高くなった朝日が彼女の顔の上でチラチラと光り、無数の小さな蝶が舞っているようだ。大きな黒目勝ちの瞳は、僕の含み笑いに反応して、やわらかな色をひろげた。

――国連は難民を救うために食料支援しているというのに、難民キャンプでは、その食料でこんな商売が発生している。ただで手に入れたものだから、原価より安く売っても絶対に損はない。こんな商売をやられたらマラウイの人たちが作った農作物は売れなくなるのではないだろうか。難民への食料支援だけでなく、他にも途上国の農業を衰退させるメカニズムがあるのかもしれない。そうでないと食べ物がなくなって、あそこまで子どもたちが栄養失調になることはあり得ない。

劣悪な保健の現状は深刻な問題と認識されて、僕のような医者をマラウイ政府が要請し、実際に患者の診療を行っている。確かに必要なことだが、それは姑息《こそく》的な対応にすぎない。一連の援助の流れの中で得をするのはいったい誰なのだろう。援助に関わると思われるマラウイの内外の機関や、組織や、人々を頭の中に描いた。しかしいくら考えても、僕には途上国の庶民が得をするという結論だけは導き出せない。

じっと僕の横顔を見ていたオダヤスが、まるで僕の心の中の葛藤を読みとったかのように口を開いた。

「先進国は自国の農家を救うために補助金を出し、消費できなくて捨てていた農作物をアフリカにダンピングしてるみたいなんです。ガーナに行った友人がいってたけど、町のスーパーにはデンマークなど欧州の製品が溢れていて国産品はないんだそうですよ。私も好きだけどカールスバーグはデンマークのビールでしょう。いくら低賃金でもアフリカの農業は、安い輸入穀物に勝てなくなってるみたい」

「日本は途上国の自立発展を援助の理念にしているけど、欧米はそれを絶対に達成させないシステムを作り上げているのか——。そしてそれを口が裂けても認めない。僕の想像は間違ってるのかな」

オダヤスはゆっくりと首を左右に振った。

冷戦が安定をもたらしていた

オダヤスが教えてくれた難民キャンプは、車の中から見る限りでは今までどおり過ぎてきた村々とさして違いがあるようには見えなかった。「難民数で見るとこの平和そのものに見えるマラウイのモザンビーク難民キャンプが、パキスタンのアフガン難民キャンプに次いで、世界で二番目の大きさです」とオダヤスは教えてくれた。難民は国内紛争で祖国に住めなくなった庶民がリスクをおかして隣国に流れ込んで起こるものだ。周囲の住民と区別もつかず、むしろ余裕のある生活をしているマラウイ国内の難民キャンプが世界第二の規模であるならば、世界は比較的安定しているということだろうか。ならば安定の理由は何なのだろう。

オダヤスは目を覗《のぞ》きこんで僕の困惑に答えた。「冷戦ですよ。世界はアメリカにつくかソ連につくかに分かれていて安定していたんです。アフリカ諸国も米ソの対立を生むような面倒はなるべく避けたし、米ソも途上国が相手陣営に行かないように援助をしてきたんです。でも去年ベルリンの壁が崩壊したじゃないですか。十二月にはゴルバチョフとブッシュが冷戦の終結を宣言しましたよね。平和と自由と安定の到来を喜ぶ声がある一方で、紛争の種を世界中にばらまいたという人もいますよ。植民地時代の深い爪あとが根源にありますが、ルワンダ難民も増えていて、紛争の激化を心配するUNHCRの同僚もいます」

ムランジェの町に入り、長い並木道を走ると、この地域を所管する病院に着いた。背後には緑に覆われた山がそびえていた。

総合病院で小児科、内科のほかに外科手術も行っていた。オダヤスは地方の公立の病院に来たのは初めてで、興味深そうに院内を観察し、看護婦や医師をつかまえて話を聞き、得意のチュワ語を駆使して患者にも気軽に話しかけていた。

「ここにも難民がいるの？」

「いますね」

僕にはQEで毎日診療をしているマラウイ人の患者や母親と何の違いもないように見えた。

「どうやって見分けるんだろう」

「難民登録カードがあって、それがあると診てもらえます。でも不法入国者も多いので誰もが登録カードを持てるとは限らないんです。ただ難民キャンプの村長の中には三つも四つも持っている人もいますね。それに応じて食料支給も多いんですよ。公然の秘密ですけどね」

オダヤスは僕から離れて院内を見学に行き、近くにある難民キャンプの事務所にでかけた。自他ともに認めるようにまったく手のかからない子だった。

第六章

絶望の果てにあるもの

政治家のリップサービス

マラウイには日本から専門家や有識者が視察でよく訪れた。国連での票集めとしてアフリカ諸国への支援は日本政府にとって重要であり、その中でも貧困国で保健指標の劣悪なマラウイは援助対象国としての意義が高い。しかもオダヤスが指摘したようにマラウイは援助の優等生で、日本としても援助しやすい国のようだ。なんといっても歴代の協力隊員の派遣数が世界でもトップクラスであることがその証左であった。だからといって納税者である日本国民への十分な説明が届いているとはいえず、マラウイへ派遣された隊員のほとんどが派遣国はマラウイと聞いて、初めて世界地図を広げ、アフリカ大陸の東南部にある小さな細長い国を探し当てていた。

偉い人が視察に来るたびに協力隊員には召集がかかり、現場の意見を聞くための会食が催された。常に本音を喋る隊員から得る現場の情報は視察者にとっては貴重なものだったし、隊員にとってみれば久しぶりに美味しいものが食べられるということで、交流会の人気は高かった。

何度か行われた意見交換のなかで一番の大物は、厚生大臣を務めた増岡博之氏だろう。彼の一行との会食はブランタイヤで一番大きな中華料理店の二階で行われた。僕の医師免許証には彼の名前が書かれていたが、間近に見る増岡氏は小柄な初老の人物で、彼の口からは僕たち医療隊員の心を躍らせる言葉が飛び出した。

「皆さんの職場で必要な物をリストにしてください。なるべく早くお届けします」

最も喜んだのはQEの口腔外科で勤務している原間だった。切実な思いで彼女は渡されたリストを埋めていった。僕も必要なものを考えた。例えば胸の写真を撮るX線フィルムは年度末になると完全に品切れになり、肺炎や結核を疑ってオーダーを出しても「out of stock」と在庫切れの返事が戻ってきていた。栄養失調の子どもたちが飲むミルクも在庫が少なくなっていたし、注射器も不足していた。しかしこれらはすべて消耗品と呼ばれ、供与はむずかしかった。日本の援助の理念は自立発展なので、際限なく必要となる消耗品は好まれず、マラウイ政府の自立のためにも自助努力で購入すべきものであるというスタンスを取っていた。

しかし、その時に僕たちが要求した機材は赴任中には来なかった。憤慨したのは最も期待していた原間だった。彼女は事務所に何度も問い合わせて機材がいつ届くのかを聞いていた。しかしいくら待っても、機材が僕たちの職場に届くことはなかった。普段は穏やかで、荒れた姿を見たこともなかったが、この件については彼女は不快感を露わにした。よほど必要な品々だったのだろう。

「送られてこないなら私は自分で買ってたわ」

彼女は任期を終えて東京の協力隊事務局での帰国報告会でもこの件を取り上げた。

当時の局長は後にペルー人質事件でマスコミへの露出が多くなった青木盛久氏だったが、親分肌の彼が発した、何かいいたいことはあるか、という問いかけに原間は手をあげた。

「大臣が来られて、機材を供与してくださるとの約束だったのに、結局届かずに困りました」

と、彼女は胸の内を吐露した。

「それは政治家のリップサービスじゃないかな」

列席していた協力隊事務局のスタッフが顔を上げていった。政治家が途上国を視察した際のお土産に支援を約束して、実際には供与が行われないことがあるらしい。事務局の職員は協力隊員出身者もいるため親身になってくれることが多く、このときも原間の切実な訴えにあえて可能性を示唆してくれたのだろう。援助の現場でリップサービスがあるなど、予想もしなかったことだけに、同席したマラウイの医療隊員は思わず顔を見あわせた。

「私には必要な機材でした。できない口約束をするくらいなら自分で購入できる道を探しました。偉い人は数日来てチラッと視察をして、私たちの活動に感動して、帰国したら忘れるのですか。ずいぶん政治家は無責任ですね」

原間の顔が青ざめていて、精一杯頑張っているのがわかった。これに大将が反応した。

「僕はクイーンエリザベス中央病院の機材保守でしたが、そこらじゅうに口約束でちぐはぐに供与された機材だらけで困りました。機材が日本製、フランス製、アメリカ製とバラバラです。少なくとも部品は現地で調達できるような機材を入れるようにしていただきたい」

これが協力隊員にできる最大の抗議だった。少なくとも原間にしても大将にしても、胸のつかえを吐き出すことはできた。運がよければこれからの援助に活かされるかもしれない。事務所としては貴重な現場からの生の声を聞くことができたはずだ。この報告会にはガス抜きの効果もあり、欠点の多い援助に対する不満が噴火するのを抑えるという側面もあったのだろう。

シュバイツアーは偉人だったのか

医学関係では阪大の微生物研究所の深井幸四郎という名誉教授がやって来た。彼はブランタイヤのQEに勤務する小児科医の僕とゾンバの外科医である吉田先生に会いたいと要望し、会食がホテルのレストランで行われた。しかし吉田先生はその申し出を断り、ホテルには現れなかった。二年の任期が終わりに近づくにつれて、僕たちは次第に自分たちが日本政府の駒であることを認識するようになっていた。協力隊参加の動機はさまざまだが、すべての隊員が共通して持っていた気持ちは、自分たちはボランティアとして現地の人への直接の支援に来たという純粋な思いだった。それは政府の開発政策というよりも、むしろNGO的な活動のイメージに近かった。医療隊員であれば僕たちの対象は病に苦しむ庶民であり、その救済が活動だった。マラウイ政府との友好や、ましてや国連の常任理事国入りのための日本政府の外交の一環で参加したと思うものはひとりもいなかった。吉田先生が会食への参加を契約外のこととして拒絶する気持ちは、僕の中にも存在していた。

丸テーブルを囲んで話す深井氏は定年を過ぎた名誉教授だったが、腰の低い初老の紳士で、話しやすい先生だった。

「僕はウイルスの研究をずっとやってきたけど、ふと自分の仕事が世の中にどれほど役に立っているか疑問に思ってね。それで途上国を支援するお手伝いを始めたんですよ」

日本には自分の足に合う既製品の靴がないという深井氏は、すぐにでもリングに上がれそうなプロレスラーのように大きな体格の持ち主で、僕に向けられる表情は柔和だったが、随行している大学関係の人と、ユニセフの日本人職員は極端に緊張していた。協力隊事務所からは医療調整員の大西さんが来ていた。和やかな雰囲気の中で話が進んでいったが、彼は僕の活動を褒《ほ》めちぎった。

「黒岩先生の活動はすばらしいですね。そうやってアフリカの子どもたちの命を実際に救っている。日本の誇りで、先生がやっていることはすばらしいですよ」

マラウイへ協力隊員を視察に来る人たちの表現には、どこか旅人の感傷のようなものが漂っている。恥じるような活動はしてはいないが、日本の誇りという表現はとんでもない誤解だった。誇りと評価されるには、日本の医学会が必要性を認識しているフロンティアに僕が立っていることが前提になる。しかし日本の医学会に思いを馳《は》せるときに、僕が感じるのは哀しいくらいの疎外感だった。僕は日本のウイルス学会の頂点を極めたに違いない人物を試したい衝動にかられた。本音が口から飛び出した。

「深井先生、今現在、日本の小児科医でアフリカの子どもたちを診療しているのは僕一人です。外科ではゾンバの吉田先生、口腔外科ではＱＥの原間先生だけです。それに比べて欧米はスケールが違いますよ。ＱＥには欧米から医学生が次々と実習に来てます。オランダは研修医を定期的にマラウイに送り、研修を終えた医師を郡病院の院長にしています。先日はアメリカからハーバード大学の教授が来て、小児科病棟を視察し、ここで卒後研修を始める予定だって話して帰りました。

研究ではイギリスのリバプール熱帯医科大学がQＥの小児科にマラリアの研究室を確保して半年は職員を派遣し、半年は本国でデータをまとめて論文を書いています。アメリカのジョンズ・ホプキンス大学のエイズ研究チームも滞在してデータを収集し、一流紙への投稿を計画していますが、彼らは研究デザインを決めるのに一年を費やしてから来ています。僕は彼らの野心的な活動を賞賛するわけではありませんが、少なくとも欧米の連中は世界がどこにあるのかを知っていて、それをどのように活用し、自分たちの利益に結びけるのかということをわかっています。それに比べると日本の医学会にとっての世界はアメリカだけでしょう。アメリカに留学して、研究をし、英語の論文を書いて、欧米の雑誌に論文を投稿できた医者が一流とみなされるんです。日本はアメリカの属国にすぎず、世界とどのように向かい合っていくかを知らないし、知ることさえも放棄しているんですよ。僕は青年海外協力隊でアフリカに行きたいといったら大学をクビになりましたよ」

彼は僕の顔を静かに見つめた。

「誰の責任なんだね」

「指導者ですよ。医学会というよりも日本の国を指導する連中の質が悪すぎませんか」

深井氏は目を閉じてしばらく考える風であったが、やがて目を開けて僕を直視した。

「一人の力は大きいよ。シュバイツアーがそうじゃないですか。彼一人の行動が世界の人々を動かしたんだよ。黒岩先生の一人の活動が大きいんですよ。そんな人がいる、ということが大きな影響力を持ってるんですよ。忘れちゃいけない、一人の力というのは大きいんだよ」

シュバイツアーの存在がいまだに風化していない人がいることに驚いた。深井氏の話を聞きながら、かつて読んだことのあるアフリカの医療に人生を捧げたシュバイツアー博士の物語には、現地人のことが「土人」と記載されていたことを思い出した。ノーベル平和賞受賞者のフランス人は今の僕には特に尊敬する人物でもなく、日本国内の地域医療に日常を捧げる多くの医師との差異は感じられなかった。

僕には成功の頂点に到達した人生に裏づけられた深井先生の言葉を理解することはできなかったが、彼が誠意をこめて僕に語り、何かを伝えたいのだということは感じた。一人で何ができるんだ、そう繰り返し思いながらも、彼の言葉は僕の心にしみこんでいった。深井氏は人生の終焉が近づいたことを悟り、自分が達成できなかった志を誰かに託したいという旅に出たのかもしれない。

私たちの中にある偏見

森に包まれた涼やかなゾンバの道路を抜けて、容赦なく照りつける太陽の下を二十分くらいバイクを走らせると、マローサという小さな町があり、ミッション系の病院があった。そこには僕たちよりも一次隊遅れて来た助産婦の大垣さんが働いていた。吉田先生の家から遠くなく、彼のところへ行ったついでに寄ってみた。

ミッション系の病院は慈善で集められたお金が豊富なのか、機材が揃い、院内は清潔だった。病院での大垣さんは、窓ガラスで仕切られた新生児室のコットの中の赤ん坊の世話をしていた。僕に気づくと彼女は外に出てきた。

「ミッション系の病院をちょっと見学に来ました」

「先生はQEだから政府系の病院ですよね」

「清潔な新生児室ですね」

「寄付がありますから」

「ここの新生児や小児科の入院患者はあまり亡くならないんですか」

「QEほどは死にませんよ」

彼女は病院の敷地内にある宿舎に僕を招いて、紅茶を出してくれた。

「この病院は何だか夢があっていいね。敷地も木々が生い茂っていて、道路から一歩この院内に入ると別世界で、まるで森林公園みたいだね」

「先生の病院は地獄なんでしょう。QEの臨床検査技師が同期の隊員だから聞いてますよ。とにかく毎日患者さんが亡くなってるようだって。大変ですね」

「自然淘汰なのかなって思うよ」

「ジャングルの掟ですか」

「僕もずいぶんアフリカが長くなったから、感覚が麻痺してるのかな。子どもが死んでも、またかって感じるんだ」

大垣さんは窓の外に静かな視線を投げた。

「僕はこの国に来る前に、世界で起こっている人口増加と、アフリカの子どもたちの命を予防するワクチン政策の関連がよくわからなかったんです」

窓の外には豊かな木々が涼しげな木陰を広げ、鳥のさえずりが聞こえてくる。赤道に近い南半球のアフリカにいるということを忘れてしまいそうだ。病棟からそれほど離れていないというのに、クイーンエリザベス中央病院のように患者が死んで母親や親族が泣き叫ぶ声も皆無で、平和に溢れたパラダイスにいるような錯覚を覚えた。

「人口が増えているのに命を守ってどうなるのかってことですか。人口がますます増えて食料が足りなくなり、救済のために援助が行われるけど、結局は援助を通して庶民の生活に必要な農地や森林が破壊され、綺麗な水が汚染されているということを先生は心配してるんでしょう。なんだか高校で習った中国の古典に似た話を聞くようですね。ほら、空が落ちるんじゃないかって心配してる人の話ですよ」

「杞憂《きゆう》？」

「そう、そう、杞憂だ。その話を聞いてるみたいですね」

「夢想みたいなものか……近いかも」

「でも先生の話って現実ですよね」

「杞憂はどういう結末だったかな？」

「空は落ちないですよ。先生には結論がでたんですか」

「子どもたちが入院してきたら迷わずに診療している自分に気づいたことと、現実を見てしまったという満足感はあるかな。自己満足だけどね。それと空はもう落ちはじめているのは感じるね。途上国の死亡数改善だけじゃなくて、人口増加や環境問題に一緒に取り組まないと地球はとんでもないことになると思うよ。杞憂ならばいいんだけど」

チェロで採れた紅茶が美味しくて僕のティーカップは空になっていた。大垣さんは新しい紅茶を注いでくれた。

「この紅茶は主に輸出用でマラウイの現地の人が飲むことはないんですよ。病院のスタッフは別だけど、病院に入院してくるような母親やその家族は高価すぎて飲めないですね」

「僕も同じ経験をタンザニアでしたな。任国外旅行でキリマンジャロに登るために山麓のモシの町に行ったときだけど、採りたてのキリマンジャロを飲めるかなと思って楽しみに喫茶店に入ったら、コーヒーはネスカフェだったよ。高級ホテルなら飲めるだろうと思って行ったら、そこにもネスカフェしかなかった。赴任している同期の隊員に聞いたらキリマンジャロは輸出用だっていわれたよ」

大垣さんは面白そうに笑い、そしていった。

「ここに住んでいるといってもマラウイの人にしてみれば私たちは外国人なんですよ。二年したらマラウイを去りますからね。結局は輸出用の紅茶もコーヒーも私たちは飲めるんですよ。そして先生が疑問を持っている援助する側に私たちはいて、疑問の本質は私たちの中にある偏見とつながっている気がするんです」

大垣さんは部屋からアルバムを持ってきて机の上に開いた。そこには同居人の看護婦のキティと彼氏のイギリス人が写っていた。キティは目のくっきりとした笑顔のすてきな魅力的な女性だった。黒人と白人のカップルが身近に感じられて、僕には新鮮だった。

「キティは同僚のナースで素直ないい子なんですよ。私より五歳若い二十四歳で妹みたいな存在かな。綺麗でしょ。私はここに赴任したばかりのときは泣きたくなることも多かったけど、彼女にずいぶん支えてもらいました。彼氏はイギリス海外ボランティア・サービスのエンジニアで、彼女よくここに遊びに来るけど、正直いって彼女が遊ばれているんじゃないかって心配してたんです」

「どうして?」

「キティが黒人だから」

大垣さんは僕の視線から目を逸らさずにつづけた。

「私は彼女をマラウイの黒人だという理由でレベルが低いと見下げていたと思うんです。国のGDPや、劣悪な死亡率や寿命、援助に頼りきった体質のネガティブな側面が自然とキティにも投影されたこともあると思う。そんな彼女が白人の彼に本気にされているはずがないってどこかで思ってた。だからキティがそこの部屋のドアを開けて、満面に笑みを浮かべてプロポーズされたって叫んで飛びついたときは、私は本当に——どう思ったと思いますか？」

「嬉しかった」

「恥ずかしかったんです。そのとき初めて私はキティを低く見ていた自分を知ったんです。自分という人間が本当に恥ずかしかったな。先生が話した援助の不条理とどこか結びついているような気がするんです。隊員が集まってお酒を飲むとよく話してますよね。援助なんてあるから途上国をダメにするんだって。援助国は本当に被援助国が発展して先進国の仲間入りをすることを望んでいるとは思えないですね」

「この病院もそうなのかな？」

「ミッション系の病院は違うみたい。人は罪を犯すもので自分たちは罪滅ぼしをしてるんだっていってますね。日本がしきりといっている途上国の自立発展という論理はわかってもらえない気がしますね」

「罪を犯すな、とはいわないのかな。たとえば合衆国大統領に対して」

「教会は政権にとって貴重な票田ですからね。蜜月《みつげつ》の関係じゃないんですか」

「貧困が先進国にとっては貴重な市場ということか。誰もが気づいていながらつづけられているこの茶番は変わらないのかな……」

「変えたいですね。政治家には無理かもしれないけど、ボランティアにはできますよ。力さえあれば――」

彼女の足元に猫が擦りよってきた。大垣さんはその猫にキティという名前をつけていた。猫の名を呼び、腕の中に抱き上げて気持ち良さそうに頬ずりをした。

この世にひとつしかない命

帰国準備をそろそろ始めなくてはと思っていた頃、ブランタイヤの自宅の電話が鳴った。

「帰国前で大変だと思うけど、ＮＨＫの取材受けてもらっていいかな」

手にした受話器からは医療調整員の大西さんの声が聞こえた。

「いったいどういうことですか」

「五月五日のこどもの日に、途上国の子どもたちの健康を特集することになったの。それで日本人ボランティアがいる国の現地取材を行うらしいのよ。アフリカではマラウイのＱＥが選ばれ、小児科に勤務する黒岩先生と、看護婦の久保洋子の取材をすることになったみたい」

彼女はテレビがマラウイに来るのはこれが初めてではなく、民放がかつて出産の場面を放映して問題になったことがあることなども教えてくれた。

ＮＨＫからディレクター、カメラマン、通訳の三人のクルーがマラウイに一週間滞在した。小児病棟に焦点を当てたクイーンエリザベス中央病院と、久保洋子の村への巡回診療という二本立ての構成で、最終的には十分程度のフィルムに編集するらしかった。

彼らは院内の風景を撮った後に小児病棟に来て、僕の診察風景を撮り、簡単なインタビューを行った。二時間ほど病棟にいたが、その間に二人の患児が死亡した。最初の子どもは隔離病室で亡くなった。狂犬病の子どもが亡くなり、破傷風の子どもが死の淵から生還した部屋だった。日常の出来事だったがＮＨＫのクルーには願ってもない撮影のチャンスの到来で、反射的にカメラマンが重いカメラを持って走り、ディレクターがそれにつづき、子どもの死に号泣する両親にカメラをまわした。遺体の搬送を劇的に撮ろうとカメラの位置を討論する二人の興奮した空気とは別の次元で、死者を送り出す儀式が粛々と進められた。

遺体には布が被せられ、看護婦によってベッドから搬送用の板に移され病室を後にした。僕は初めて遺体の搬送の一部始終を見守ることになった。クルーは搬送に注文をつけることはせずに自然な絵を撮った。

二人目の死亡は一般病棟だった。死亡確認は既に他の医者によってなされていたが、僕はベッドに横たわる少年の胸に聴診器を当てた。心音も呼吸音も聞こえてこなかった。母親はすでに死を知らされていて狂乱状態からは脱していたが、涙はこぼれつづけていた。母親に話しかけたが、撮影のための僕の一連の行為はまったく意味のないことに思えた。

この取材によって、僕は初めて久保洋子が巡回指導をしていた村での保健活動の仔細《しさい》を知ることができた。僕が行っていた巡回診療は地方の病院を回るものだが、久保の巡回は庶民の生活の場である村に入るものでコミュニティ活動になる。コミュニティと地方の医療施設、そしてQEのような中央の病院の連携がうまく機能すれば、病人は早期に適切な場所で予防や治療を受けることが可能で、千人生まれた赤ん坊のうち、一年後には百五十人が死ぬということにはならないはずだ。

久保洋子とQEの看護婦チームは車に乗り込み、病院から一時間ほど離れた村に向かった。村の子どもたちの体重測定を行い、ワクチン接種をしたあとに、母親たちを対象に保健衛生の指導をしたが、状態の悪い子がいるという情報が村の保健ボランティアから告げられた。久保が案内された家の前には母親が小さな子どもを抱いて座っていた。元気がなくなり、あまりお乳を吸わなくなったのだという。家の中にある食料を蓄える籠《かご》は空になっていて、母親もこの四日ほどろくな食事をしていなかった。このままでは子どもの症状は良くならないと判断して、久保のチームは車にその子を乗せて、QEの小児科へ連れてきた。

久保の連れてきた子は栄養失調病棟に入院した。死亡率が五〇%を超える病棟に入院したと聞いて、僕は若干緊張して子どもの診察に向かった。しかし久保が悪いと判断して連れてきた患児は、拍子抜けするほど他の入院患児と比べると状態が良く、重症感はなかった。結核やエイズの症状もなかった。少しずつ栄養をつけてあげれば退院できるはずだ。安心すると同時に、僕は理解に苦しんだ。この病棟では軽症に分類されるこの子の家でさえ食料は底をつき、貧血の進んだ顔色の悪い母親は、食事をほとんど取れず、栄養の欠乏した母乳を子どもに与えているのだ。ならば生気を失い、動きの緩慢な他の入院患児の村はどんな状態なのだろうか。

テレビカメラから解放されて、僕は久保の連れてきた子どもは運がよかったことに気がついた。状態が悪いと判断されてから、数時間後には治療の手段のある病院にこうしてたどり着くことができたのだ。ＮＨＫの取材がなく、久保洋子の目に留まらず、搬送が必要と判断されなければ、今ごろ母親は村の保健ボランティアや長老や親戚と話し合って病院に行くべきか否かを迷っていることだろう。仮に病院に行くことを決めたとしても親戚から交通費や食費を借りて、ローカルバスを乗り継いで、数日をかけてＱＥにたどり着くころには、多くの入院患者と同じように病状は進行して手遅れの状態になっていたかもしれない。

マラウイを去る日が近づいた日の病棟で、僕はオランダ人の研修医とともに乳児病棟でいつものように診察をしていた。

「ドクター、クロイワ」見上げるとベテラン看護婦のミリンダがつらそうな顔をして立っていた。彼女はつづけた、「栄養失調病棟の子どもを診てもらえますか」

また子どもが死んだんだ、死亡確認は看護婦がしたほうが効率的なのに、と思いながら彼女の背を追った。病棟に入って地べたに座る母親を踏まないよう、ベッドの間を縫うように進んだ。

振り返れば、この病棟で僕の力で子どもを救ったという感激は一度も経験しなかった。

　病状が進行すると、マニュアル通りに皮膚に食い込んだ深い亀裂には青い消毒薬が塗られ、死因となる敗血症を治療するために、クロラムフェニコールとペニシリン系の抗生物質が併用して投与され、食事が与えられるのだが、流動食さえ食べることができなくなったときに死が訪れる。

一番奥のベッドに横たわる三歳くらいの子どもは冷たくなっていた。僕は死亡を彼女に伝えた。

　今までは看護婦の表情を注意して観察することはなかったが、いよいよこの病棟を去るとなると自分がアフリカに魅せられ、協力隊に応募した頃のことを思い出し、少しばかり感傷的になっていた。何気なくミリンダの様子を眺めていたが、彼女の表情にはっと我に返る思いがした。僕などが足元に及ばないほど何年もの間、数え切れないほどの患者の死に直面して、人が死ぬことに慣れきっているはずの彼女の横顔は、悲しみに満ちたもので、心から落胆していた。ミリンダにとって百人目かも、千人目かもしれない死に対して、彼女はこの世にひとつしかない尊い命を失ったような面持ちで、まったく動かなくなった子どもの体から点滴のラインをはずし、体を清《せい》拭《しき》し白い布で覆いはじめた。

　ミリンダはこの子の死を悲しんでいる。たったそれだけのことなのに、僕はなんだか救われた気持ちになった。「サンキュー」誰にも聞こえない声で僕はつぶやいた。

子どもたちの笑顔と澄みきった青空

日本へ送る荷物を郵便局へ届け、自宅の家具や日本から持ってきた物を売ったりして帰国準備が着実に進んでいった。日本製のラジカセは人気が高く結構な値段でマラウイ人が買ってくれ、現地で購入した冷蔵庫は一年前に購入したときと同じ千ドルで後輩の協力隊員が買ってくれた。処分できなかったり日本に持ち帰るのが面倒になったものは、身の回りの世話をしてくれたメイドのマイさんにあげ、家の中は最低限の生活必需品が残った。居間のテーブルには鉄格子の入った大きな窓から午後の日差しが差し込み、あのどこまでも抜けるような青空が見える。僕は立ち上がり、テーブルから離れ、庭へとつづくドアを開けた。そしてベランダに腰かけて庭を眺めた。

三角ベースでソフトボールができるくらい広々とした庭は日輪を浴びて緑が輝いている。左手に視線を投げると家の裏手につづく少し小高くなった土地にマイさんがメイズ（とうもろこし）を育てるから貸してくれといって作った畑が青々と風になびいている。色とりどりの小鳥が飛んできて庭の木々の中で戯れ、心の洗われるようなさえずりが聞こえてくる。朝の目覚めの中で毎日耳にしたこのさえずりも直に聞けなくなってしまう。僕はもっともっとこのベランダに出て日本では経験できないような、広々とした美しい庭を眺めながら小説でも読み、うたた寝をして、無為で贅沢《ぜいたく》な時間を過ごせたはずなのに——。

ここには僕の前に佐藤さんという先輩の協力隊員が住んでいたが、家の引継ぎのときに彼がいっていたことを思い出した。「この家に若い頃に住んでいたという初老のドイツ人がやって来て家の中を見せてくれないかといったことがあるんです。懐かしそうにしみじみと家の中を見て庭を眺めてましたよ」佐藤さんは眼鏡の奥の実直そうな眼差しを何度も瞬かせていた。十年後、二十年後、僕も中年になりやがて老人と呼ばれる日が来るのだろうか。そして無性にマラウイを思い出し、この家を訪れたくて居ても立ってもいられないような日が来るのだろうか。視線を少し上げると光の溢れる遥かなるアフリカの青空がどこまでも広がっている。

僕は家の中に戻り、盗難防止のために玄関に入れていたバイクを外に出した。二年間を過ごしたブランタイヤの町を見てまわりたくなったのだ。

いつもは自宅と病院の往復か、テニスか水泳をするためにスポーツクラブへ行くか、買い物の目的で通っていた見慣れた道だが、あてもなくバイクで走る今日はまるで違った光景に見えてくる。

バイクはいつのまにか町を離れブランタイヤ郊外へ向かった。三十分ほど行くと小高い丘があり、頂上からはブランタイヤの町を見下ろすことができる村がある。バイクを降り、土の道を丘に向かって歩き出し、家々の風景を写真に撮りはじめると、どこからともなく子どもたちが集まってきた。

子どもたちの顔は笑顔で溢れ、瞳はきらきらと輝いていた。日本の子どもたちに笑顔がないとはいわないが、この村に限らずアフリカの村々で見る子どもたちの笑顔と瞳の輝きは、天使のように清らかで、純粋で、心が洗われるような気持ちにしてくれる。どの子も恥ずかしそうにはにかんでいたが、僕が日本人だとわかると男の子たちは一斉にこぶしを握りしめ、片手を腰に置き、もう一方の手を前に出すという空手のポーズを取った。アメリカや日本でヒットした「ベストキッド」やショーン・コスギ主演の空手映画はアフリカでも大人気で、任国外旅行で行ったタンザニアの町でも空手映画の看板をたくさん目にした。

子どもたちにカメラを向けると、一斉にファインダーの中央に群がってきて、静止したポーズを崩し、空手のアクションをはじめた。村長かどこかの家で海賊版のビデオに群がって見た空手映画のヒーローの真似なのだろう。あり余ったエネルギーを発散するように素足の足を蹴り上げ、手を前に突き出し、それからもとの空手の決めのポーズを取り、底抜けの陽気さを見せた。男の子たちの近くでは、小学校のまだ低学年の女の子が、幼い弟を抱いて、大きな目を見開いて僕を見ている。カメラから逃れるように、はにかんで家の陰に体を隠した。

僕は毎月百人が死んでいく小児病棟で子どもたちを診療して二年間を過ごした。請われれば、そのひとつひとつを克明に思い出して語ることができる。病院に響く異様な声が患者の死への絶叫であることを聞いたときの驚き、すでに冷たくなった子どもを抱いて外来を訪れた十七歳の母親のこと、コップの水に怯える狂犬病の子が翌日には死亡退院をしていたこと、朝の出勤から立てつづけに三人の患児の死亡を確認して膝が崩れそうになったこと、半数以上が亡くなる栄養失調児の病棟のこと、悲惨な出来事を語るには枚挙にいとまがない。

ところが不思議なことに目を閉じて蘇《よみがえ》るアフリカは、そんな小児病棟の地獄絵ではない。心の中に映し出される光景はいつも子どもたちの笑顔なのだ。そしてどこまでも広がる澄みきった青空、ため息の出るような星空が蘇ってくる。この村で撮った写真の子どもたちも破れた半ズボンを履き、何度も洗って文字が薄くなったTシャツを着ている。男の子たちは元気一杯に空手のポーズを取り、端のほうでは女の子が赤ん坊を抱き、どの子もみんな白い歯を見せて、ほんとうに楽しそうに笑っている。

第七章

アジアの最貧国、ラオス

おとぎの国

マラウイから帰国して二年が過ぎた一九九三年の十月、僕はタイの首都、バンコクのドンムアン国際空港からラオスの首都ビエンチャンに向かうTG641便の機内にあった。

一時間近くが経ったころ、機内から見下ろす田園風景が変わった。それまで綺麗な長方形に整備された田畑が規則正しくつづいていたのだが、急に不規則な淵《ふち》に囲まれた形に変化したのだ。輪にくくられた縄を無造作に投げて作られたような田畑には、トラクターの影はなく、水牛と人影がまばらに見えて、何だかほっとするような牧歌的な田園風景がつづいた。そして楕円《だえん》形に蛇行する川が目に飛び込んできた。「メコン川だ！」僕は心の中で声をあげた。チベットを水源としラオスとタイの国境沿いを流れる全長四千キロメートルの河川は、水域の人々に「母なるメコン」と呼ばれて愛され、豊かな大地に惜しみなく恵みを与えている。眼下のメコン川は土色の水をたたえ、まるで生き物のようだ。飛行機はタイ国境を越えてラオス国内に入ったのだ。

機体は高度を下げはじめ、ガタンとタイヤを出す音がして着陸態勢に入ったが、目に飛び込むビエンチャン市の郊外に高層ビルはなく、木々が茂り、雨季がつづく大地にはまばらな民家と大きな水たまりがいくつも見えた。

ラオスでは一九七五年の南ベトナムのサイゴン陥落につづき、共産主義国家のラオス人民民主共和国が樹立された。その後、西側との交流は少なかったのだが、一九八六年に新経済政策を開始してから次第に海外からの援助が活発になり、一九九〇年には七八年から中断されていた青年海外協力隊の派遣も再開されるようになった。

人々はメコン川や森が与える自然の恵みを受けて暮らしていて、まだ援助や企業の進出で国が汚されている様子は少ない。首都のビエンチャンの町を歩いてみても、信号機というものが見当たらず、人々はのんびりと生業を営んでいるような印象があった。女性はみなシンという巻きスカートを履いていて、仏教の教えなのか初対面の僕たちに明るい笑顔を見せてくれた。早朝には町の人々は家の前にひざまずいて、僧侶の行列を待ち、彼らにもち米などの食事を与えて先祖の供養をしてもらうという、托鉢《たくはつ》の光景が見られた。

「まるでおとぎの国だなあ」

千葉先生はメコン川に面したランサンホテルを出ると、目を細めて閑散とした往来を見回した。ホテルの前には、サムローという自転車に客席を取り付けた人力車が停まっていて、乗らないかと声をかけてきた。メコン川沿いの道路には、サムローをバージョンアップしたバイクに客席を取り付けたトゥクトゥクがたまに通り過ぎていく。道を歩いている人はいない。千葉先生はラオス滞在の一週間に何度も「おとぎの国だなあ」とつぶやいていた。

僕はマラウイでの協力隊終了後、九州の南福岡病院で小児喘息とアレルギーを中心に診療と研究を行った後、一九九三年七月に東京の国立国際医療センターに赴任し、十月にポリオ根絶活動に参画することになった。

ポリオは日本語では小児麻痺と呼ばれる小児科に多い病気だが、これに罹患すると手足の麻痺が起こる。古くから人類を悩ませてきた病気で、世界最古の記録はエジプトのピラミッドの壁画にあり、神官の右足が細く、ポリオに罹患していたことを証明している。日本では一九六〇年に五千人がポリオに罹患し、国民を震撼《しんかん》させた。全国の母親が立ちあがり対策を求め、時の厚生大臣を動かし、効果があるとされていたソ連の学者が開発した経口生ワクチンを緊急輸入し、流行を抑えることに成功している。

僕が国立国際医療センターに赴任した一九九三年は、WHOが打ち上げた西暦二〇〇〇年のポリオ根絶目標を受けて、日本政府もアジアを中心に協力体制を強化していたころだった。根絶とは、病気を起こす原因となる病原菌を完全にこの地上から死滅させることである。二度と患者は発症せず、麻痺で生涯手足が自由に使えず苦しむ人はなくなり、その疾患のための予防や治療費も不要となる。小児科医の父は小児麻痺に忙殺された一九六〇年前後の日々の診療をよく覚えていた。麻痺は最後には呼吸筋にまで及び、息ができなくなって亡くなる子どももあったという。鉄の肺と呼ばれた人工呼吸器が開発されていて、必死の思いで院長に頼みこんで手に入れたときには、ソ連から緊急輸入されたワクチンのおかげで患者が減っており、ついに一度も使わなかったと父は話してくれた。

僕は医療センターに就職してまもなく、ポリオグループに加わり、翌年の七月からラオスのプロジェクトに派遣され、前任者の佐藤先生と交代することになっていた。それに先駆けてラオスとプロジェクトの概要を視察するために、日本のポリオ根絶のリーダーである千葉靖男先生とともにラオスへ来たのだった。

千葉先生はポリオの流行がつづく中国山東省に一九九〇年に派遣された。当時の中国のワクチン接種率は九〇%を超えていたにもかかわらず、ポリオの流行がつづいていた。千葉先生はこの予防接種率に素朴な疑問をいだき、実際に地方に行き、村の中を歩き、直接住民からポリオを飲んだ回数の聞き取りを行った。当時の北京のWHO（世界保健機関）オフィスは公式データがあるのにと彼の活動を歯牙にもかけず、村をひとつひとつ歩くなどという手法は非効率と批判する声もあった。しかし彼の訪問する村の数が五、十、二十と増えるにつれて、実際の予防接種率は驚くほど低いことがわかってきた。

一九七九年に中国が始めた一人っ子政策が原因だった。住民は二人目以降の子どもの登録をしておらず、行政が行う予防接種を受けていない子どもが山ほどいたのだ。千葉先生のデータにWHOは言葉を失い、中国山東省の行政は動いた。そしてポリオ根絶の柱の一つである五歳未満の子どもたち全員にワクチンを投与するというキャンペーンを開始し、急速にポリオ患者の数は山東省で激減した。山東省の成功は中央政府を動かし、中国全土でポリオの全国一斉投与のキャンペーンが決定した。中国の五歳未満の子どもは一億人と推定され、キャンペーンには莫大な資金が必要となるため、政治的決断は容易なことではなかったのだ。

中国のポリオワクチン支援に日本も乗り出した。政治的に日中は緊張関係にあったが、ポリオ根絶事業では友好関係にあり、それは明るい希望でもあった。毎年行われるマニラのWHO西太平洋地域事務局でのポリオ根絶会議では、中国代表団は常に日本に対して好意的な発言をし、千葉先生を代表とする我々日本チームを必ず会食に招待した。千葉先生は名実共に日本のポリオ根絶のリーダーとなり、WHO西太平洋地域の重要なコンサルタントでもあった。

WHOとユニセフの仲

千葉先生と僕はランサンホテルの前で佐藤先生の車を待った。ランサンとは百万頭の象という意味らしく、かつてラオス王朝の王様は象の背中に乗って荘厳な行進をしたらしい。由緒あるホテルで、ラオスに住む日本人は「ラオスのホテルニューオータニ」と呼んでいた。佐藤先生が運転するパジェロが僕らの前で止まり、僕らを乗せた車はホテルからメコン川沿いをユニセフ事務所に向かった。

「我々JICA（国際協力機構）プロジェクトとWHOはポリオ根絶に向かって協力体制は良好なのですが、どうもユニセフの協力が得られないですね。予防接種担当者がポリオワクチンの一斉投与キャンペーンに反対してるんですよ」

佐藤先生は愛嬌のある顔に難しい色を浮かべた。ワクチン投与は通常は定期接種というシステムで行われ、途上国では一歳までにポリオ、麻疹《はしか》、BCG、三種混合（ジフテリア、百日ぜき、破傷風）が投与される。ポリオは口から飲むワクチンだが、それ以外は注射で行われる。これに対してポリオワクチンのキャンペーンというのは根絶を目的に、五歳未満の全国の子どもたちすべてにワクチンを投与する手法だ。これによって免疫を子どもたち全員に与え、ウイルスは行き場を失い死滅するというわけだ。

僕はユニセフとWHOの考えに相違があるということに驚いた。いずれも国際連合の中の保健を扱う機関で、スクラムを組んで世界の子どもたちの健康を守ることに邁進《まいしん》しているものだと思っていた。

「黒岩くんもすぐにわかるよ。国連は医者の集まりと考えちゃいけない。あれは役人の集団です。役人の組織ほど仲が悪いものはない、つまりは縄張り争いですな。それにユニセフはWHOと違って戦略がない、コミュニティ活動がやたら好きです」

車はオーストラリアのスポーツクラブを超え、日本大使公邸を過ぎて、ユニセフに着いた。庭には青々と木々が茂り、色とりどりの花が咲き乱れていた。建物に入ると、壁にはラオスの子どもたちや少数民族の母親の写真が飾ってあり、ユニセフ事務局長のジェームズ・グラントの写真があった。吹き抜けの廊下からはメコン川を一望することができる。向こう岸は隣国のタイでゆるやかな曲線を描いており、そこに沈む夕日の詩的な美しさには定評があった。

会議室に現れたEPI（拡大予防接種計画）チームのボスは、マリアビンというロシア人で豊かな口ひげを蓄《たくわ》えていた。北極熊のような大男だが、よくいえばテディベアの巨大版で愛嬌がなくもない。

千葉先生は中国山東省の経験を元にポリオワクチン・キャンペーンの効果を話したが、北極熊は千葉先生に正面から対峙し、言葉を挟ませない勢いで喋りだした。

「ドクター千葉。お会いできて光栄ですよ。あなたの中国での活躍は私も耳にしている。村をまわって貴重なデータを集め、WHOの鼻を明かしたんでしょう。ユニセフの活動に通じるものがあります。しかし、あなた方がWHOと一緒に計画しているポリオワクチンの一斉投与はラオスでは大きな問題がある。ラオスでどれだけ雨季がつづくか知ってますか」

「佐藤君からある程度は聞いてます。雨季と乾季があるんではないですか」

千葉先生もマリアビンの勢いの前にたじろがずに答えた。

「半年です。道路が舗装されず、しかも地方に電気が普及していないこの国では、五月から十月の雨季には村へのアクセスが極端に悪くなる。いい換えれば予防接種を行うEPIチームは残された六ヶ月の乾季に、村へ行って活動を行わなくてはならない。それなのにWHOはポリオだけのために、ワクチンのキャンペーンの準備に二ヶ月、ワクチン投与とモニタリングに一ヶ月、計三ヶ月近くも貴重な乾季を使うんですよ。その間、他のワクチン接種や母子保健活動などの仕事はほとんどできない」

「ポリオ根絶は西暦二〇〇〇年に達成する予定です。あと七年、これに成功すればポリオのワクチンも治療も必要なくなる。ポリオに投入したお金はあなたのいう他の疾患対策に使うことができます」

「私のスタッフは地方で活動しているが、報告では村には麻疹やコレラなどの病気がたくさんあって、麻疹で死んでいる子どもも多い。そのような病気への対策をとることが重要でしょう」

「ドクター・マリアビン、これは一九八八年のＷＨＯ総会で世界の同意を得ています。ラオス政府も支持しています。成功させるためにはユニセフの協力が必要なのです」

「乾季は半年しかない。子どもの病気の優先順位は麻疹です。それをポリオだけに二ヶ月も三ヶ月も費やしてワクチン投与を行うなど、理屈が通っていない」

マリアビンと千葉先生の議論は交わることはなかった。僕は国連で生き延びていく人の主張というものを初めて目の当たりにした。自らの立場を主張しつづけることに意義があり、異なった意見を受け入れるなど論外という感じだった。

ところが翌年にニューヨークのユニセフ本部がポリオ根絶支援の立場を明らかにすると、ラオスのユニセフもキャンペーンに同意し、北はモンゴル、中国から南はオーストラリア、ニュージーランドに及ぶ西太平洋地域の二〇〇〇年の根絶に協力することになった。しかしポリオという一疾患を対象にした、いわゆる垂直アプローチは、のちのち定期接種などの保健システムを疲弊させるという弊害も生じるようになった。初めて訪れたラオスで耳にしたユニセフのマリアビンの主張は的を射たものであったのだ。

アフリカは底のない穴

千葉先生と別れ、僕は佐藤先生の案内でラオスの病院を見てまわったが、アフリカで診たような重症の栄養失調の子どもたちはいなかった。病院スタッフが栄養失調だという子どもは貧血気味ではあったが、マラウイの栄養失調病棟には入院させてもらえないような健康児に見えた。

「佐藤先生、栄養失調といわれても僕の目にはそうは見えないです。アフリカのマラウイの栄養失調児はこんなに軽症じゃなかったな。アジアとアフリカのこの病気の重さの違いはどうして起こるんですか？」

「医療以前の問題ですね」

国立国際医療センターに海外協力部の設立時から勤務している佐藤先生は、何でも答えを知っているように思えた。

「何が違うんですか。アジアとアフリカは？」

「黒岩くんの記憶の中でアフリカの援助を的確に表現していたと思う言葉は何ですか？」

「マラウイの新聞のタイトルを覚えてますね。『アフリカは底のない穴』というもので、注いでも注いでも、コップの底がないので水はコップに溜《た》まろうともせずに通り過ぎていく。援助を投入しても投入しても、そのまま消えていく、せめて底がありさえすれば穴が開いていても一時的に注がれた水は溜まるのですが……」

「うーん、なかなかいい表現だな。アジアでは作物が実り、人々は食えるんですよ。君も来年の七月からラオスに来てポリオのサーベイランス（患者発見システム構築）のために全国をまわるのでわかりますよ。メコン川には魚が豊富で人々はそれを捕って食べているし、田んぼには米が豊かに実っています。雨季には川の水量が十六倍にもなり、あちこちで氾濫するので、陸地に出来た池では網を投げて魚を捕る村人の風景がいたるところに見られますよ。不作なときは森に行けばキノコや竹の子や木の実などの食べるものがあって、森はスーパーマーケットと呼ばれている。この国の人々は飢えて死ぬことはないですな。ラオスは貧乏な国ですが、自然の恵みを受けて人々は豊かに暮らしてますよ。アフリカも本来はそうだったんだけどな。黙っといても森にバナナが実って腹が減ればそれを食えばよかった。ところがヨーロッパの植民地支配があの大陸の豊かさを奪ってしまいましたね。今じゃ石油と鉱山の争奪のために欧米は援助を行いながら、その裏では武器を売ってるからなあ」

「アジアでは種をまけば根をはり、芽が出て、作物が実るということですか」

「それにラオスには豊かなメコン川がある。我々外部者はそれを壊したらいけませんね。しかしながら世界の列強はよだれを流してこの国を狙ってますからね。西側に門戸を開放し自由を受け入れてからというもの、ダムや鉱山で一山当てようという胡散《うさん》臭い連中がうろうろしてますよ」

「日本もですか」

「あったりまえでしょう。フィリピンの木を切りつくし、タイの木を切りつくし、インドネシアの木も切りつくそうという国ですよ。次はラオスです」

「共産主義のままが良かったのかな」

「今もこの国は共産主義ですよ。町のスーパーで買い物をしてると北朝鮮の大使館員に会ったりします。注意して見ると将軍様のバッジをつけてるからわかるよ。北朝鮮レストランがオープンするという噂もありますね。ただ数年前の、西側との国交を閉ざして百ドル紙幣が葉っぱと同じだった頃のほうが、商業や開発の目的で木が切られたりダムが建設されることはなく、山も爆破されず、豊かな自然と動植物が守られていたことは間違いないですね。本来なら二酸化炭素を吸収し酸素を作り、人々の心を癒してくれる自然の豊かさの価値は計り知れないものなのに、国際社会は絶対に価値をつけないですな。魂胆は見え見えですよ」

「何ですか、その魂胆って」

「勝ち取った利権を手放さないことです」

「世界はどうなるんですか？」

「木を失い、水を汚しつづけ、しかも人間の数だけが増えつづける地球は滅びるに決まってる。でもそれまでは時間がありますからね。先生も役人を刺激しないように、これから目撃するであろう数々の問題に口をつぐんで、良いことばかりを抽出して書き、WHOやユニセフの代弁者として便利屋の地位を確立すれば、家の一軒や二軒はすぐに建ちますよ。受勲も夢ではありませんぞ」

「家が建つんですか。そんな専門家がいるんですか」

「日本ではそんな連中しか生き残らないし、出世しないのですよ。残念なことですけどね」

佐藤先生は恰幅のいい体を反らし、ずれ落ちそうな眼鏡を支えて遠い目をした。


僕は最初のラオス滞在中に、ポリオの衝撃的な患者をビエンチャンの街中で見た。都心から空港に向かってメコン川沿いに走るサームセンタイ道路は、ナンプーと呼ばれる噴水の近くでは観光客用の高価な土産物店が並んでいて「ラオスの青山通り」と呼ばれていた。その青山通りにあるコピー屋に、資料の印刷を注文し店を出たときだった。

「あっ、彼だ！」と佐藤先生が声を上げた。

あたりを見回しても何が起こったのかわからなかったが、佐藤先生の目線を追っていくと、地面を這《は》うようにして一対の車輪のついた板に座った少年が移動していた。少年は木の棒と両手を絶妙に使って板の車を操作し、まるで自分の体の一部のように板を進めている。

「黒岩先生、ポリオですよ。両足が麻痺になって動けないから、ああやって板にリヤカーの車輪をつけて移動してるんですよ。バランスがよくて、スピードもあるじゃないですか。あそこまでいけばアートだな」

注意深く見ると、青年の足は細く短く軀体《くたい》の下で折りたたまれていた。幼い頃にポリオに罹患し、両足が麻痺して成長を止めてしまったのだ。

「すごいなあ、ほんとに芸術的な運転ですね」

「重度のポリオですね。しかしああやって町の中に溶け込んで生活してますからね。実際はいろいろとあるんだろうけど、なぜだか偏見とかいう言葉が思い浮かばないですね。日本では施設や職業訓練のような支援がしっかりしているけど、逆にこんな健全さを感じないんだよなー」

「ビデオ撮っていいですかね」

「一応彼に聞いて撮ってください。ちょっと飯が食えるくらいのお金を払ってあげればいいでしょう。それが彼の生計ですから。そして日本にはポリオを知らない人も多いから大いに宣伝して、ポリオ根絶の資金をガンガン集めましょう」

僕は腰を落とし、秋葉原で買ってきた最新のビューカムを指さし、許可を求めた。彼はうなずき手の平を差し出し、僕は少年に昼食が食べられるくらいのお金を渡した。少年の顔には笑顔はなく、かといって暗い表情もなかった。軽く両手を合わせて礼をいうと、滑らかに道路の上に板をすべらせて視界から消えていった。

豪快な涙

帰国すると僕をポリオ根絶専門家として完成させるための研修が組まれており、まずはポリオ根絶専門家養成コースで一ヶ月の研修を受けた。

国内研修のあと、日本人研修生には中国ポリオプロジェクトでの視察と実習が待っていた。一九九四年の中国は近代化が進み、黄砂の問題が表面化しはじめたころだったが、まだまだ古い町並みと歴史の面影を残し、どこか懐かしさの漂う風景を楽しむことができた。胡同《フートン》と呼ばれる屋敷も散在していて、古びた門から覗《のぞ》くと水墨画のような庭がひろがり、思わず魅せられたように足を踏み入れても叱られることはなかった。

中国のプロジェクトリーダーは千葉先生の後を引きついだ楠本先生で、長期専門家は熊本から来た西村先生とラボを専門とする原先生だった。プロジェクト本部は北京にあり、中国北部のポリオ患者発見のシステムを構築することがミッションだった。僕の中国滞在の日程と合わせて地方出張が組まれており、楠本先生と西村先生に同行させてもらった。ラオスでのプロジェクト活動に直結するもので、僕は必死に彼らの活動を観察した。

地方の医療施設をまわり、ポリオの記録漏れがないかを調べ、またポリオ疑いの患者がいれば村まで行き、診断をするという活動が柱だった。専門家チームの活動を、随行する地方の行政や医療施設のスタッフが学び、ポリオ患者の早期発見システムを地道にかつ着実に構築していくという活動だった。

この地方出張には、中国科学院感染症対策部の女性部長の李先生が同行していた。外国人を伴った保健チームが北京から来るということは、よほどのことのようで、我々の行く先々で「熱烈歓迎」という垂れ幕が用意されていた。山東省の山奥の田舎にある保健センターにもポリオの疑いの子どもが集められていた。専門家チームが診察し、通訳がはいった。子どもたちの麻痺のほとんどは、ポリオによるとは思われないものだったが、その中に明らかに右足がポリオの麻痺をしている三歳の子どもがいた。麻痺はやわらかくブラブラとしていて、急性期を物語るようにわずかに筋肉が萎縮しており、まさに教科書的なポリオの麻痺だった。中国人スタッフがワクチンを飲んだのかを聞いたが、その子は一度も飲んでいなかった。

それを聞いた李先生は、親に向かって涙ながらに叱り出した。ワクチンを手に取り、「どうしてこのワクチンを飲んでくれなかったのだ。これさえ飲めばこの子の足は麻痺にならなくてすんだのに」と大粒の涙を目に浮かべて語り、保健センターのスタッフに向かって、このようなことを防ぐために頑張ってほしいと訴えはじめた。

日本では見ることのない、管理職の豪快な涙だった。彼女の涙には防ぐことのできたはずの子どもの麻痺への悲しみと、悔しさが溢れていた。李先生は大きな手の平で、薄汚れたズボンを脱いだ子どもの右足を、まるで実の子をいたわるように何度も何度もさするのだった。

初めてのWHO訪問

中国での現地実習が終わって帰国し医療センターの派遣協力課に出勤すると、奥の机で気難しい顔をして仕事をしていた千葉先生がふと立ち上がって僕の方に近寄ってきた。

「黒岩くん、ちょっとマニラに行ってこないか」

僕は耳を疑った。マニラには西太平洋地域を管轄するWHOの事務所があり、僕たちの間でマニラといえばＷＨＯを指した。国際保健をめざした者であれば誰でもＷＨＯは憧れの存在だろう。振り返った僕に千葉先生はつづけた。

「マニラのＷＨＯにはＥＰＩ課に大野くんがいるので面倒を見てくれるだろう。ラオスに行く前に西太平洋地域を統括しているマニラの仕事を見ておくことはこれからの仕事に役立ちますよ」

「どのくらいですか」

「一週間だろう」

「ＷＨＯが見られるなんて嬉しいですよ。でも何を見ればいいんですか」

「彼らの仕事ぶりを見たらいい。ポリオ根絶のためのシステムがわかるだろう。あそこには西太平洋地域の各国から、ポリオに関するデータがすべて送られている。ラオスでの仕事がマニラに報告されて、どのように分析されているのかを知っておくことは役に立つよ。それにポリオ根絶はＷＨＯの優先課題だから、今のマニラには優秀な人材が集まってきている。彼らの顔を知っておくだけでも違うよ」

　普段は寡黙な千葉先生は丁寧に説明してくれた。

　マニラ国際空港は南国のむっとする熱気に包まれていた。入国審査を通り荷物を取って外に出ると、ＷＨＯからの迎えが来ていて車でホテルまで送ってくれた。初老の老人が同乗した。渡された名刺にはアメリカ精神病学会の役職があり、大学の名誉教授でマニラで開催される国際会議に招待されたという。

「君は日本人か、マニラは初めてか？」

名刺から推察するとかなり偉いのだろうが、気さくな口調で話す好々爺で、偉ぶった雰囲気はなく、しぐさにはどこか愛嬌がある。車は渋滞でのろのろと進み、子どもたちが車の合間を縫うように車窓に近づき、白い小さな花輪を売り歩いている。

「この町はぶっそうだ。絶対その窓をあけちゃいけないぞ」

好奇心に満ちた僕の表情がいかにも無防備で、今にも窓を開けて花輪を買いそうなのを心配したのか、教授は身を乗り出してこの国での心得を教えはじめた。彼の存在は、初めてのＷＨＯ訪問で緊張気味の心を解きほぐしてくれた。僕の腕時計を見ると、彼は自分のブレザーの袖に両手を引っ込めて、隠せといった。

「そんないい時計をしていると、この町ではすぐにすられるぞ。運が悪ければ手首を切られるかもしれない」

手をナイフにして、大げさに手首を切るまねをした。

「君のミッションは何だね」

「ポリオ根絶です。七月からラオスに赴任するのでその準備です」

「ポリオか、私はこのまえ中国に行ったが、ドクター千葉という日本人がポリオの活動をしていたな、知ってるかい」

「僕のボスですよ。同じ職場です」

彼は一瞬喋るのをやめ、僕の顔を静かに見つめた。

「彼はいい仕事をしている」

そして、まじめな顔をしてつづけた。

「村まで行って隠された事実を明らかにして中国政府を動かしたんだからな。ＷＨＯもできなかったことをやったんだから。彼は実にいい仕事をしている」

僕は何だか自分が褒《ほ》められているような気持ちになった。車窓の外はあいかわらず埃《ほこり》っぽく、日本のエンジンを使っているという乗り合いバスのジムニーが目立ってきた。コンクリートのビルとスラムが入り乱れた町並みには、アジア特有の湿った熱気を含んだ日差しが降り注いでいる。

ＷＨＯで働く、ということ

ＷＨＯのオフィスはホテルから歩いて十分ほどのところにあった。マクドナルドとカジノを通り過ぎると威風堂々とした建物が右手に現れ、地球の真ん中に蛇《へび》と杖《つえ》のロゴが入ったＷＨＯの旗が風になびいていた。僕は思わずカメラを取り出し、憧れの象徴でもある旗を写真に撮った。

ＷＨＯのＥＰＩ課は厚生省から来ている大野氏を筆頭に、日本人の職員が一人、オーストラリア人が二人、ドイツ人が一人、アメリカ人が一人という構成で、ジュネーブの本部から一人が短期で訪問していた。彼らは五月に計画されている西太平洋地域の国々が集まるポリオの国際会議の準備に忙殺されており、ミーティングを繰り返していた。歯に衣を着せない調子で意見交換をしながら、大野氏はチームを束ね、誰もが納得した上で議事を進行しているようだった。

彼が見せてくれたポリオの国際会議の議事録は、WHOが総会でポリオ根絶事業を行うことを決議した翌年からあったが、まるで小学校のころ使っていたガリ版刷りのように質素な資料が数年つづき、次第にこの世界事業にふさわしい立派なコピーに変わっていた。大野氏はこの後WHOの中で感染症課の部長、西太平洋地域事務局長、そしてWHO本部の事務総長の選挙に出るまでとんとん拍子で出世していくのだが、僕が初めて会ったころの彼は気さくで、何でもフランクに話ができ、多くの人から好感を持たれていた。

「黒岩くん、今のポリオは勝ち舟だぞ」

大野氏は切り出した。

「日本にはWHOというと身構える人もいるが、WHOの場所を利用するくらいの気持ちで戦略的にやっていかなくちゃいけないよ。アメリカのCDC（疾病予防管理センター）はすごいぞ。このマニラにも職員を送ってきているし、西太平洋地域の次はインド、そして最後はアフリカが重点地域になることを読んでいて、どんどん職員をその地域のWHOに送っている。二〇〇〇年のポリオ世界根絶のときに、CDCはWHOと共に達成したと宣言するつもりだよ。

黒岩くん、僕はこの西太平洋地域でのポリオ根絶式典は必ず日本でやって、日本の旗を揚げるつもりだ。オーストラリア政府はオーストラリアで根絶式典をやろうと狙っているが、僕は絶対にそんなことをさせない。日本は一番資金を出しているのだし、千葉先生や楠本先生や佐藤くんのように現場で頑張っている人もたくさんいる。京都か東京での根絶式典にはそんな現場で働いている専門家を全員呼んで壇上に上がってもらい、西太平洋地域のポリオ根絶を宣言するつもりだ」

彼の口にすることは、僕などが考えもしなかったような壮大なプランで、すごい日本人もいるものだと感心した。

「このポリオの国際会議の資料は最初はずいぶんチャチですね。これで本当に国際会議だったのですか」

「黒岩くん、大変だったんだよ。最初は厚生省も外務省もポリオ根絶事業を理解しようともしない。そんなWHOのプログラムの二番煎《せん》じで何になるんだという人もいた。僕はずいぶんこのマニラから東京の役所に通ったよ。君のことは好きだがWHOは嫌いだ、と面と向かっていう人もいたよ」

「そんなに役所って風通しが悪いのですか」

「ジュネーブの本部から日本人の事務総長が日本に来たときの話だが、厚生省の窓口の国際課に挨拶に行かなかったというだけで彼はボロクソに厚生省から批判されたんだ。役所なんてそんなもんだよ」

何もかもが初めて聞く話だった。役所の批判を隠さずにする大野氏のスタイルも好感を持てるものだった。

しばらくしてWHOにそれほど威圧を感じなくなったころ、僕は廊下を並んで歩く大野氏に聞いてみた。

「WHOで働くってどんな感じですか」

大野氏はいつものようにやや前かがみの姿勢のままで、つま先で歩きはじめた。

「こんな感じだよ」

「まともに歩けないいんですか」

「ガラスだよ。毎日ガラスの上を歩いているような感じだよ。いろんなことが起こるし、何が起こるかわからない。気が抜けないところだね」


僕はこのフィリピンで、ポリオ疑いの患者を実際に調査に行くという経験をした。中国での千葉先生や楠本先生の手法を真似して患者のいる村まで行った。熊本で一緒にポリオ研修を受けたフィリピン人のアグネスが随行してくれた。米軍基地があったという患児が住む町は、以前までの賑わいを懐かしむかのように、カラフルな色で書かれた店の看板や、セクシーな女性の肢体を描いた絵がいたるところに見られた。

患児の家は木造とトタンを組み合わせた質素な造りだったが、大家族で近所の人や子どもたちがどこからともなく集まってきた。僕は熊本や中国の研修で習い、小児科でも慣れ親しんだ手法で、七歳の女の子の手足の状態を調べてノートに記載した。かすかに片足に残る麻痺は、ポリオの疑いに間違いなく、六十日後にもう一度診察をして確認する必要があった。アグネスはタガログ語で患者の家族に、麻痺の後遺症で足が固くならないようにリハビリを指示し、確定診断のための便採取用の小さなカップを母親に渡した。

帰路、車はマニラ湾沿いの道路を通り、渋滞がはじまった。車はのろのろと進み出し、僕たちは笑顔のない、生活に疲れきった子どもたちが小さな白い花輪を売り歩く光景の一部になった。アグネスの視線が近寄る子どもの姿をとらえた。彼女は胸で小さくクロスを切り、ためらうことなく窓を開け、コインをその子に与えて花束を受け取った。空港からの車で一緒になった教授が忠告したような恐ろしい事態は起こらなかった。アグネスはさらに二人の子どもから花輪を買った。子どもたちはタガログ語で小さく礼をいった。

「そんなに買ってどうするんだよ」

アグネスはえくぼを浮かべて答えた。

「たいした金額じゃないわ」

第八章　ポリオ根絶活動

橋を架けることの是非

マニラから帰国して東京の市ヶ谷で一ヶ月間、途上国への派遣専門家のための研修を受けて、僕は七月にラオスへ赴任した。

一九九四年のラオスでは日本人の数はそれほど多くなく、アットホームな雰囲気があった。電話やファックスが日本へ通じないことも多く、短期出張で来る人はパラダイスと呼んでいた。日本への定期報告をせずに、ゴルフに明け暮れても、通信事情が悪く送信不能でしたといえばそれで許された。ＪＩＣＡ（国際協力機構）はまだ事務所を持たず青年海外協力隊のオフィスがあるのみで、日本人専門家や協力隊員への郵便物は日本大使館内に保管され、出入りは比較的自由に行われていた。僕は医務官が不在のときに、大使館員の子どもの病気を診るために大使館の医務室に呼ばれたこともある。保健プロジェクトは僕たちのものがあるだけで、大使館にはよく招待され、貴重な日本食の会食を楽しんだ。

赴任してまもないころに、ラオス南部の開発調査チームを招いた会食に、僕も招待された。人の良さそうな開発専門家の日本人と、環境評価のオーストラリア人がメンバーだった。メコン川南部でラオスとタイを結ぶ橋を架ける計画があり、その事前調査に来たという。

テーブルの端で僕の隣に座ったのはオーストラリア人だった。

「橋を架けることと環境を調べることと何の関係があるんですか？　橋は川の上にあるから、脚の部分が水に触れるぐらいで水流をそんなに変えるとも思えないし、魚の生息に影響があるとも考えられない。工事のときに川を汚すということですか」

ほとんどの会話が日本語で行われ、所在なさそうに食卓の茶碗蒸しを箸《はし》でかき混ぜていた、赤茶けた髭《ひげ》の男は、柔和な顔をニコニコさせて僕の英語に反応した。

「今は開発に関する環境基準がうるさくなっていて、単に経済発展のために橋を作ればいいという時代じゃなくなっているのですよ。たとえば橋を架けるだけで風向きが変わることも考えなくてはいけない」

今すぐにでも山登りに行けそうな雰囲気の髭面の環境専門家の目は輝いた。

「風向きが変わるだけで環境が破壊されるんですか？」

「生態系にも影響がでます。風は土や花粉も運ぶのだから。住民に不利益なことが起こらないとも限りません。日本には中国から黄砂が飛んできませんか」

「風と環境か――考えたこともなかったな。橋ができたら人の交流が生まれて人々の暮らしが良くなるというのが一般的にいわれてますけどね」

「重大な問題ですよ。おっしゃるように、風の他にも橋を通して人や物資の移動が活発になりますが、必ずしもいいことばかりでもないんですよ。道路も整備されますから、立ち退きを強いられる住民の保障の問題も出てくる」

「オーストラリアが支援して、首都のビエンチャンにできた橋がラオスとタイを結んでるけど、学会で専門家がエイズ橋って皮肉を込めて発表してましたね。あれで売春婦や売春ツアーなどが増えて、ラオスでもエイズが増えると嘆いてました」

「個人的にはラオスの貴重な森の木が急速に消えていかないか心配ですよ」

「報告しないんですか」

「ドクター、私はＪＩＣＡに短期で雇われた環境評価の専門家です。私は報告書にすべてのデータを正直に書いています。赤を入れられて雇い主の不都合な表現は書き変えないといけないですけどね。そんなに驚かないでくださいよ。雇用主の要求に従わなければ仕事が来なくなるのは世の中の常識ですよ。報告書をどう扱うかは金を出してくれたところが決めることです。私にはそれを使って論文を書き、公に批判することはできない。雇い主の検閲が入りますね」

「金を出しているのは僕たち日本国民ですよ。あれは税金でやってるんだけどな」

「日本国民が本当の報告書を必要とすればそうさせることができます。そのための法整備が日本でも進んでいると聞いてますよ。環境ＮＧＯのメコンウォッチなどは頑張って、アジア開発銀行や世界銀行の融資で作られるダム建設がもたらす環境アセスメント（影響評価）を要求しています。日本の開発の質が問われているともいえますね、世界は見ていますよ。開発が国民の税金で行われるならば、国民には支途を明確にさせる権利があります」

「ダムは電気を生産してタイへ売ることができるので、数少ないラオスの外貨獲得の手段だと聞きました。ダムの数は増えてるんですか」

「増えてますね。中国やベトナムが投資をはじめていますし、単に世界銀行を批判すればいいという時代ではなくなってきてますね」

「銀や金はどうなんですか。ラオスの銀細工は有名で僕もお土産に買ったし、ラオス人は貯金の代わりに現金収入が溜《た》まると金の腕輪や首輪に替えてます。北の方の田舎に行ったときに、娘たちが川底にしきりと籠を入れてたので、ドジョウかウナギでもいるのかなと思って聞いたら、恥ずかしそうに笑って金を取ってるんだって……」

「オーストラリアやカナダが熱心に鉱脈探しをやってますね。発掘のための投資はリスクは大きいけど、当たれば莫大な利益を生みますからね」

彼の語る開発と援助の関連は新鮮で、国際協力の奥の深さをまたひとつ学んだような気がした。大使館にはいろんな人が集まってくるものだ。

「飢えて死ぬことがない」国

首都のビエンチャンから南へ四百キロ下ったカムアン県に僕たちのプロジェクトの地方拠点があった。そこで僕は佐藤先生から、ラオスの実情とポリオ根絶活動の実際をずいぶんと教えてもらったものだ。

ポリオウイルスを完全に駆逐する「根絶」が仕事なので、通常の感染症コントロールとは違って、患者は一人たりと見逃すことは許されなかった。どんな山奥であろうと、国境地域であろうと、ポリオ疑いの患者が出たところへ調査に行った。電気や水道がない地方に泊まることも多く、川で水浴して一日の活動の汗を流し、途中の市場で買った鶏《とり》をさばき、主食のもち米をみんなで食べた。

都市部だったが、物資の乏しいアフリカで二年間生活したこともあって、僕にはこのフィールド活動は苦にならなかった。というよりも、むしろラオスの庶民の生活に触れ、メコン川や上流の山河、森やジャングルといった自然に接することのできる活動が楽しく、ポリオ疑いの報告があるのを心待ちにした。地元の娘さんが巻き布を纏《まと》って水浴びをしているところに出くわすこともあり、弾けるような明るい笑顔には、素朴で温かい色香があった。

日本が供与したバイクに二人乗りして、郡の病院から奥地の患者の村まで一気に走りぬけたこともある。アクセルを握るのは僕で、地元の保健スタッフには後ろに座ってもらい、細くつづく山道を走り、川の浅瀬をしぶきをあげて渡り、スリリングな本物のオフロードを満喫した。村での仕事が終わるとラオラオという四十度から五十度の地酒が振る舞われ、ダウンするまで飲まされた。

二年間の活動で全国十八県と六割の郡と五一八の村をポリオのサーベイランス（患者発見システム構築）で回ったが、ラオスの自然は破壊されずに保存され、庶民は自然の恵みを受けて生活していた。共産主義国でベトナム戦争後は東側陣営にあったため、西側に対しては門戸を閉ざしていたことが自然の保全には幸いしたといえるだろう。「ラオスは飢えて死ぬことがない」といい切った佐藤先生の言葉は本当だった。庶民は素朴で親切な農民であり、漁師であり、山に行けば鉄砲をかついだ猟師だった。

夜は夕食の後にすることもあまりなく、窓枠やベッドの淵に立てた蠟燭《ろうそく》の灯りをたよりに持ってきた小説を読みふけった。蠟燭が一本燃えてなくなり、二本目の火も小さくなると火事にならないように、ふっと吹き消した。闇がひろがり、木枠の窓から見える星空が美しい光を投げる。静まり返ったゲストハウスや保健所の一室で僕はよく思うようになった。

「僕らの活動が人々の意識を変えて、ポリオの報告は迅速になり、みんながワクチンを飲んで、小児麻痺に悩む子どもはこの国からいなくなるだろう。病気に対する意識だけじゃなく、ラオスはどんどん変わっている。――その変化がこの国の美しさと人々の幸せを壊してしまわないだろうか」寿命が延び、子どもたちが世界一死なない日本のようになることが、ラオスのめざすべきことなのだろうか。

ラオスに魅せられた日本人が愛するのは、メコン川の流れのように、とうとうと豊かな自然につつまれ、のんびりと生きるラオス人の屈託のない笑顔だった。少なくともビエンチャンが東京のような大都会に発展することを願う声は経済の専門家からも聞こえてこない。赴任中に何度か日本へ帰る機会があったが、成田に降り立ち、リムジンバスに乗り、やがて見えてくる林立する高層ビルとネオンに包まれた新宿は、大切な何かを破壊しつづけている虚構に満ちたコンクリートの化け物に見えてくるのだった。それは数年前に、アフリカから帰国して久しぶりに目の前に現れた新宿に感じた、高度な技術と洗練された文明に対する「日本の誇り」とはまったく異質のものだった。

豚が糞を食ってくれる村

「いやー、暑いですな」

佐藤先生が高床式の家の下の空間に置かれた背丈の低い木作りの台にどっかりと腰を下ろした。僕たちはカムアン県の県都から三十分ほど車で行った村へ来ていた。雨の多いこの時期の道はぬかるんでいて、佐藤先生の長靴は泥で汚れ、作業ズボンにも泥がかかっている。家の下の空間には足で踏んで木槌《きづち》を上げ下ろしする脱穀機がある。機織機《はたおりき》には婦人が座り、素足を巧妙に使い、器用な手つきで機を織っていく。あたりには鶏が群れをなし、数匹の子豚が餌《えさ》を探して徘徊《はいかい》し、吼《ほ》えることを制されたやせ犬が地べたに腹ばいになって、気だるそうに僕らを見あげている。

「トイレはどこですか」

「黒岩先生、その辺の家の裏でやってきてください」

「衛生に良くないんじゃないですか」

「先生ともあろう人が、何をそんな間抜けなことをいっとるのですか。豚が糞《くそ》を食ってくれますよ。トイレがあっても紙を流してはいけませんぞ。あれは詰まりますからな。手を使うのがケツにも優しいし、環境にも優しいんですよ。このラオスの村にこそ自然に優しい完璧なリサイクルがあるんです。でも、なかには私くらいでかい豚もなぜか食われないで生き延びていますから、注意してくださいよ。村の守り神にでもなっとるのですかねえ。私が糞をしているときに本当にでかい豚が近づいてきて怖かったですなあ。出るものもなかなか出なかったですよ」

裏に行って茂みの中で用を足していると、佐藤先生がいったように豚が近くをうろつきだした。幸い子豚で威嚇は感じない。用を足して捕まえようとすると、これが意外とすばしこくて捕まらなかった。

「おっ、これは立派なものだな」

佐藤先生の視線の先には、器用に一本の棒を使ってリヤカーを運転してくる青年がいて、両足が完全に麻痺して細く短くなっていた。ビエンチャンで見たポリオの青年ほど極端な重症ではなく、僕らの前に来るとリヤカーを降りて、棒を杖代《つえ》わりにして自分ひとりで歩くことができた。

「ポリオがですか？」

「ポリオもですが生き方もですよ。たくましく生きてるじゃないですか、目も輝いていて、われわれ日本人のような鯖《さば》が死んだような目ではありませんな。村の中で助け合ってますよ。これは古いポリオでウイルスはもうないから診察の必要はないし、ＷＨＯに報告する必要もないが、県と郡の連中に教えるために模擬診察をするとしますか」

佐藤先生は神経の診断を始めた。目で麻痺の状態を見て、手で筋肉をつかみ、足を動かし、神経の診察用のハンマーでアキレス腱《けん》などを叩くのだが、麻痺を起こしていない両手にも同じ診察を行い、ノートに所見を書いた。佐藤先生の周りにはラオス保健省のカウンターパート（現地の担当者）と県保健局、郡保健所の医者が取り囲み、彼の診察を真剣に見ていた。

「黒岩先生、私たちが本当に見ないといけないのは、できたてほやほやのポリオです。これはウイルスを周囲にまき散らしてますからな。しかしこの急性期の小児麻痺の診断が難しい。筋肉の萎縮がわずかで、左の手足が小さいのか、右が小さいのかの区別をつけるのが難しい。やはりマニュアル通りに六十日後にもう一度来てどれくらい進行しているか、それとも治ったのかを診察しないといけませんね。早くカウンターパートが育ってくれれば彼らでやってくれるので、毎回我々が来る必要はなくなります」

一日にまわれる村の数はせいぜい六つくらいだったが、佐藤先生と行った村のひとつで、年頃の少女がポリオに罹患していた。

高床式の二階に上がり、問診を取る。少女は十七歳で、片足だけが麻痺に侵されており、姿勢は湾曲になってはいたものの、一人で歩くことも家事もすることができた。長女なのか、幼い子どもたちの世話や家事を仕切っている様子で僕たちにお茶を出してくれた。

「うーむ、この子はなかなかの別嬪《べっぴん》さんだし、麻痺もひどくはないから、結婚して家庭を作って幸せに暮らしていきますな」

家の周りには緑が多く花々が清楚に咲いていた。水飲み用の磁器の水つぼが置かれていたが、蓋《ふた》がしてあり蚊の繁殖を防いでいた。マラリアやデング熱の予防の意識がいきわたり、総じて衛生観念が高い、豊かな自然と共生している村だった。

「ひどい子はあのリヤカーで移動してた青年くらいですか」

床にあぐらをかいて出されたお茶に手を伸ばしながら、佐藤先生は遠い目をした。「あの子よりも先生と一緒に見たビエンチャンの青年は重症ですね。完全に車輪つきの板の上に座っての生活だからなあ。あとは少数民族の娘さんで重症がいましたな。足がまったく使えずに両手を使って村の中で生活しとるのですよ。それが少し遠くに買い物に行くのです。山の麓《ふもと》の斜面の残るところに家があるというのに」

「リヤカーを運転してですか」

「これが自転車なんですな」

「でもそんなに重症なら幼児のときに小児麻痺に罹患しているはずだから、両足は極端に萎縮し、自転車のペダルがこげないじゃないですか」

「それが手で自転車をこぐんですよ。黒岩くん」

「両手でペダルを――そんなことができるんですか」

「私が足でこいでも出せないようなスピードで斜面を下って道路に到達し、買い物に消えましたからな。あれには驚きました」

「笑顔はありましたか」

「綺麗な民族衣装を着飾って我々の前に現れましたよ。少数民族は貧しいのですが、他人の前に出るときや写真に撮られるときは着替えてくるんですよ。結婚もしてましたね。ニコニコ笑ってましたな」

「コミュニティに受け入れられているんですかね」

「他に選択肢がないからな。でも村でポリオの子どもに歩いてもらうと、バランスが悪いので周りの連中が大笑いするんですよ。日本人は気の毒に思って笑わないようにするじゃないですか。でもラオス人は素朴というか、残酷に思えますよ」

不思議な白人女性

雨季のまっただなかの八月、ラオス北部のホアパン県からポリオ疑いの患児の報告があった。佐藤先生は僕がラオス保健省のニープン医師と調査にでかけることを許可した。日本人専門家は自分だけで、緊張はあったものの心は興奮気味だった。僕はこの北部への出張で、笑顔にみちた癒《いや》しの国といわれるラオスが経験した凄惨な歴史の爪あとを目撃し、同じ東南アジアに住みながら、自分の無知と、いかに偏った世界を見せられてきたのかを思い知ることになった。

しかしラオス保健省はこの出張など考えてもいない風だった。僕はWHOの定めた患者調査の規則に従って、迅速にアクションを起こし、患者の麻痺がポリオによるものか否かの判断をして、ウイルス同定のための便を採取に行くべきだと主張した。

「なぜ行けないんだ？」

僕は国立衛生予防研究所のオフィスでニープンにつめよった。ポリオ根絶を目的としたフィールド調査のための資金は潤沢にあり、しかもラオス政府も日本政府もＷＨＯもユニセフも全面的な支援をしていた。僕にはラオス側がホアパン県への出張を躊躇《ちゅうちょ》する理由が皆目検討がつかなかった。

あきれ顔でニープンは僕の顔をまじまじと見ながら口を開いた。

「お前はラオスをわかっていない。雨季のまっただなかの八月にホアパンに行くのは無謀としかいいようがない。シェンクワン県までは飛行機で行けるけど、そこからジープでホアパンまで走ることになる。道路が舗装されていないし、この時期は雨のために山崩れがよく起こるんだ。運よくホアパンに行っても帰ってこれないかもしれない。外を見ろよ」

窓の外は激しい雨が降っていて、建物の前の空き地をたたきつける音が部屋の中にも聞こえてくる。この国の雨季は数時間降って止むというタイプのもので、朝から何度かその繰り返しがつづいている。

しかし、この雨が実際にホアパンへ至る道路をどのような状態にしているのか、具体的なイメージが湧かない。ニープンがいうように木が倒れれば、ワイヤーを使って木を道の脇に移動させ、土砂があれば迂回《うかい》すればいいだけのことだ。無知というのは恐ろしいもので、僕は課長のペンタ氏を説得し、許可をもらってホアパンへの出張にでかけた。

共産主義国のラオスではどこに行くにも政府の許可証が必要とされた。数年前までは県を移動するための手続きがもっと煩雑《はんざつ》だったらしい。ベトナム戦争の後に十年ほど青年海外協力隊の派遣が禁止されていたのだが、解禁された後でも地方の協力隊員には秘密警察官がついていて、一日の行動をチェックしていたという。隊員のほうも誰が監視しているかはわかってくるので、「昨日私は何を食べたかな」というような質問をして日記代わりにした、と笑い話をする隊員もいる。


国内線の飛行機だというのにパスポートを入国審査に提出してチェックを受けたが、そこには「武器持込は禁止」とラオス語と英語の赤い文字が書かれていた。シェンクワンは山岳地域にあり視界が悪いので、飛行機事故がときどき起こる。昨年も山にぶつかって飛行機が落ち、オーストラリア人が死亡している。たいして気にもしていなかったが、予定より二時間遅れてきた旧式なプロペラ機を見た時にその話は真実味を帯びてきた。「パイロットは軍隊あがりで修羅場を経験しているので腕は確かだ」ニープンは笑って僕の肩をたたいた。

シェンクワンの県都に着いたのは昼過ぎだった。ステップを降りて、あたりを見回すと遥かなる山々の稜線が周囲をぐるりと囲んでいて、視界を遮る高層ビルはひとつもなかった。

この町に一泊して明日の早朝借り上げたジープで出発するのだが、空港から町の中心部へは歩いて行ける距離だった。空港は我々の来た飛行機でビエンチャンに行く人々で混んでいたが、途中に民族衣装を着た人たちに囲まれて二十代後半の白人女性が別れを惜しむように涙を流していた。ジーンズにサファリのジャケットというラフな服装で、土ぼこりを吸い込んだリュックが風景に溶け込んでいる。周囲から切り離せばよく見る欧米のバックパッカーだが、現地の人に囲まれた白人女性は不思議だった。

「何だい、あれは」僕はニープンに聞いた。

一ヶ月間ラオス語の特訓を受けていたので、僕は日常会話程度の現地語はできたが、混み入った話になると助けが必要だった。さらに田舎になるとラオス語の通じない少数民族も多く、カウンターパートでさえ地方のスタッフに通訳をしてもらうことになる。専門家といっても一人では何もできず、僕に随行するラオス保健省のスタッフは頼みの綱だった。ニープンとは、この後何度も出張をともにし、口論もしたが次第に何でも話せる関係になっていった。

「クロイワ、あれはモン族だ。頭に巻き物をしているだろう、彼らの衣装だ」

「なぜ白人の女性がいるんだろう」

彼は別離を悲しむモン族の一団とそのバックパッカー風の白人女性の輪に近づいていった。しばらく周囲の女性の数人と話しこんで戻ってきた。

「あの女性はアメリカ人だ。お前たちはベトナム戦争と呼んでるけど、ラオスではアメリカ戦争が正式な呼び方だ。アメリカ側について戦ったモン族がたくさん国外に逃亡したのはお前も聞いてるだろう。逃亡先の一番人気はアメリカでラオス人のコミュニティができてるけど、あの子はモン族の男性と結婚したんだ。今は逃亡した連中も帰国を許されているから、旦那が里帰りをして、奥さんのアメリカ人も来たみたいだな」

女性はよほどの想いがあるようで、顔を涙でぐちゃぐちゃにして別れを惜しんでいた。

悪魔の爆弾

交通の要所でもあるシェンクワンにはその後何度も立ち寄ったが、よく利用したゲストハウスにはベトナム戦争中に落とされた、人の丈《たけ》ほどの大きなクラスター爆弾の外枠を利用した花壇が軒先にあり、いつも清楚な草花が風に揺らいでいた。土間に入ると壁に作られた木の棚にさまざまな形をした小型の不発弾が飾ってあった。

野球のボールほどの大きさをしたものはボンビーと呼ばれ、クラスター爆弾の中に多数詰め込まれたものだ。爆発力は比較的弱く、殺戮《さつりく》せずとも手足をもぎ取ることで、戦闘の士気を削ぎ、生き残った兵士や市民の治療費を継続的に使わせて、経済的な負担を強いることができるという利点もあったらしい。

対米戦の物資の輸送のためのホーチミンルートがラオス側を走っていたために、ラオスにはベトナムに落ちた以上の、国民一人当たり一トンの爆弾が落とされたという。雨季で地面がぬかるむと、ボンビーは地面の中に隠れてしまい、何年も何十年も沈黙を守ったまま平和が訪れたこの時代にも息を潜めている。

再び雨季が訪れて田畑が水でゆるみ、鍬《くわ》で土を掘り起こすうちに不発弾は姿を現して、運悪く爆発することがあるという。田圃《たんぼ》ばかりでなく町の中でも多くの不発弾の事故が起こっている。ボンビーは外見が美しいので、偶然見つけた子どもが玩具として遊ぶうちに爆発して被害にあうことも少なくないらしい。爆弾処理のNGOが活動していて、町では不発弾を意味するUXOのロゴと黒いドクロを車体に派手に描いたジープを見かけた。

翌朝街角のレストランでフーという、うどんを細くしたようなラオスならどこにでもある麵《めん》を食べた。僕がクラスター爆弾に興味を示したためか、ニープンが店の女主人から情報を聞きだしてくる。彼自身も規制の多いラオスでシェンクワンへの出張は初めてだったようで、持ち前の好奇心を触発されてしきりと彼女と話しこんでいた。

「クロイワ、昨日も子どもが不発弾で被害にあったらしいぞ」

女主人は椅子に腰かけて眉間に皺《しわ》を寄せている。

「死んだんですか」

僕は直接彼女に聞いた。

「一人は死んで、一人は片手が飛んで病院で手当を受けてるわ」

「なぜ？」

「遊んでたのよ。ボンビーを石投げのようにしてね」

彼女は手を上げてボールを投げるようなしぐさをした。

「事故はよくあるんですか」

「九〇年くらいは毎日だったね。外国に逃げてた人が帰国できるようになったから。どんどん帰ってきて、知らないで土地に住み着くもんだから、危険な場所がわからなくってね」

「毎日人が死んでたんですか、三十年前の不発弾で」

「牛も死ぬわよ。私たちは危ないから高原には行かないけど、牛は草を食《は》みに行ってときどき爆死するわね。おかげで安全な場所を教えてもらってるけど」

シェンクワンはジャール平原で有名で、町から出ると見渡す限り青々とした緑の草原が広がっている。謎の石つぼが散在している場所があり、それを目当てにくる観光客もいる。一九六一年に国会議員の辻政信が僧侶に変装し、ベトナムのハノイに向かう途中に消息を絶ったところでもある。当時のラオスは内戦状態で、彼はホーチミンに密会に行く途中パテト・ラオ（ラオス愛国戦線）に捕えられて殺害されたという説や、CIAによって暗殺されたという説もあり、真相は定かではない。辻の通訳をしたという中国人は、彼が変装したためにスパイ容疑を解かれずにパテト・ラオに処刑されたのではないか、と朝日新聞に語っている。

「今はどのくらいの頻度で不発弾の事故があるんですか」

「一週間に一度くらいに減ったかね」

女主人の表情は険しい。僕には驚くことばかりで、ニープンも真剣に話を聞いている。

「戦争から三十年近く経ったというのにまさに悪魔の爆弾だな。ラオス人はアメリカ人が憎くないのかい？」

さすがに女主人には聞けずに、同僚のニープンに聞いた。

「時代も変わってる。若い連中はアメリカに憧れてるよ」

彼はニヤリと笑って僕の質問に直接答えなかったが、ヒントを与えた。時間はかかるが、ラオス人は外国人をひとたび友人と認めると、驚くほど協力的になる。

「ああ、それとアメリカ軍が骨を拾いに来てる」

「ベトナム戦争で死んだ兵隊の？」

「そうだ」

「信じられないな。もう何年経ってんだよ。それにアメリカ人は後方で指揮をしてただけだからそんなに死んでないんじゃないか？　先陣はモン族にやらせて、死んだのはほとんど騙《だま》されたモン族の人だって協力隊のＯＢがいってたぞ」

「あの戦争中に協力隊が来てたのか」

ラオスでは現役とＯＢの青年海外協力隊員の食事会が定期的に催されていて、僕もアフリカのＯＢということでメンバーだった。そこでは様々な情報が入手できたし、公にできない裏話には事欠かなかった。

「ラオスは初めて日本の青年海外協力隊が行ったとこだよ。一九六五年、ベトナム戦争——君たちにはアメリカ戦争中のことだ。その間にも派遣がつづいたようで、あの頃派遣された人たちがラオスに戻ってきていて、いろいろ話してくれる。水杯《みずさかずき》をして日本を出たっていうから初代の協力隊員は死を現実の一部と意識してたみたいだ。修羅場をくぐっただけあって、普通とはちょっと違った人たちだよ。ラオス人が奥さんの人も何人かいるな。こないだも怪しげな協力隊OBのおっさんたちと飯を食べてたら、アメリカ軍は店を丸ごと貸しきって、ドルを湯水のように使ってすごかったって話をしてたなあ。でもアメリカは戦争に負けたわけだから、ラオスの現政権は反米だった連中だろう？　よく骨拾いを許してるね。歳月も経って戦争の傷あとも風化したってことかな」

J・F・ケネディが創設した平和部隊を装ってCIAが送られ、情報収集を行いベトナム戦争の準備をしたことは有名な話で、そのためかどうかはわからないが平和部隊はラオスには派遣されていない。

「ラオス人を雇って骨拾いをやってるけど、地元の人たちは米兵の遺体がどこにあるか知ってるのに絶対に教えないんだって。彼女がいってる」

客が入ってきて女主人は椅子から立ち上がった。小学校に入るか入らないかの年に連日つづく米軍の空襲を経験し、多くの人々の死体を目の当たりにしたはずだが、フーを作り出す彼女の柔和な表情からは、惜しみなく笑顔が振りまかれている。彼女に限ったことではない。この町に振り注ぐやわらかな日差しに照らされた人々の表情やしぐさは明るく健やかで、血に彩られた悲惨な当時をしのぶものは見あたらない。僕は現実に根を張って生きていく人々の生命力の強さを思わずにはいられなかった。

ポリオ疑いの少女

ニープンが借りてきたのはソ連製のカティアンという小型ジープだった。僕は黄土色の車体の助手席に乗ったが、運転席の機器は車のボディーと同じく驚くほどシンプルだった。見慣れたランドクルーザーよりも頼りない気がしたが、悪路での性能は抜群だった。町を離れ山道に入ると道路は雨でぬかるみ、ドライバーは芸術的なハンドルさばきで轍《わだち》をたくみに避けて進んだが、途中で大型の四駆が泥にはまり動けなくなっている光景に何度か出会った。車体が重く轍の間にできた小高い土の盛り上がりに底があたって進めなくなるのだ。これを乗り切るには大型のタイヤか我々のカティアンのように小型の四駆が適していた。一度だけスタックして動けなくなり、ベトナムへ向かう大型トラックにチェーンで引き出してもらったりしながらかなり前進したのだが、やがて限界が訪れた。

ずいぶんと山奥に入り、暗くなりはじめた頃だった。驚異的な馬力で悪路に新たな轍を刻んで進んでいた大型の乗り合いトラックも進行をあきらめていた。乗客が車の周りを取り囲んでいる。ニープンが情報を仕入れてきた。

「今夜はここに泊まらないといけない」

道の脇にはなだらかな山の斜面に建った土間床式の家が集まっている村があった。

「ここってどこなんだい？　ゲストハウスが近くにあるのかな」

「ゲストハウスなんてあるわけないだろ。この村に泊まるんだよ」

「ここか」

「しかたないだろ。お前が行くっていうからこんな目にあうんだ。クロイワ、これはモン族の村だぞ」

ニープンは軽く舌打ちをしたが、怒っている様子でもなかった。

「これが有名なモン族か」

「俺は泊まりたくない」

その時の僕は、同じラオス人でも低地に住む人たちが、高地に住む人たちに対して差別を持っていることを知らなかった。

「なぜだよ」

「汚いだろう」

たしかに土の上に建ってはいるが日本でも山小屋はこんなもので、僕はさして気にならなかったが、彼の言葉には言外の意味もあるように感じた。

雨にぬかるんだ村では豚が何匹もブーブー鳴いて餌を探して歩きまわり、雨に濡れた鶏が走っている。

僕たちの宿泊は村の保健ボランティアの家だった。やがて夜になったが、電気が通っておらず、囲炉裏のかすかな火の灯りがたよりだった。用意された寝床には蚊帳《かや》があり、僕はその中に横になったが、しばらくすると闇の中を光が何本も走り出した。何事かと目を見開いて光の元をたどると、それは家族が手にしている懐中電灯だった。自給自足の生活でも生活必需品にはお金がいるのか、ならば医薬品はどうするのだろう――。そんなことを考えているうちに眠ってしまった。

家の主に笑顔で送られて早朝に村を出発したが、ぬかるんで轍の際立つ悪路と格闘し、水かさが増した川を渡り、はるか彼方にホアパンの県都であるサムヌアの町が見えてきたのは昼過ぎだった。

「ニンカタイ」

ラオス語で小便という意味だが、車での移動では休憩もかねて道端に立ってニンカタイをする。遥かなるサムヌアの町を眼下に見ながら放尿をしようとすると、ドライバーが笑いながらこの道から先に行くなといった。「不発弾があるかもしれないから」と笑えない言葉がつづいた。

山道を下ってようやく町に着いた。空はどんよりと曇り、町は天をつくような険しい岩山に囲まれ、道路沿いには藁葺《わらぶ》きの民家が立ち並んでいた。町全体を覆うように霞《かすみ》のかかった風景が落ち着いた気持ちにしてくれた。「まるでおとぎの国だな」千葉先生の言葉が蘇り、僕は芥川龍之介が描いた中国の伝説に登場する仙人の住む山奥を想像した。

僕たちは県保健局の車に乗り換え、県と郡のスタッフと一緒にポリオ疑いの子どもの家に行った。右足が麻痺にかかったのは十三歳の少女で、僕たちが診察に訪れたことを告げると、学校に履いていく巻きスカートのシンを短パンに着替えた。筋肉の萎縮はわからなかった。歩いてもらうと微かに右足の動きが悪く、足底を挙げる力が弱くなっていた。僕の診察のあとにニープンが診察をし、県と郡のスタッフがつづいた。容器を渡し、便を採取するようにニープンが父親に説明した。県保健局からビエンチャンに送ってもらい、ポリオウイルスがいるかどうかを調べることになる。

一年後に他の仕事でこの県を再訪したときに県保健局のドライバーが覚えていて、「どうしてあれがポリオなんだ。走りまわってるぞ」と笑いとばした。六十日経過すれば麻痺が残るか消えるかがはっきりするのだが、幸いなことに彼女はポリオではなく、一時的に神経に生じたアレルギーの一種だったようだ。

不屈の精神を伝える銅像

町に戻る途中に、黄金色に輝く三人の若者の銅像があった。左端はラオスの民族衣装を着た女性、横に並ぶ二人は人民服を着た男性で、明るく希望に満ちた顔で空を見上げ、腕を伸ばし天空に向かって指をさしている。しかしよく見ると伸ばした手にライフルを持ち、一人はハンマーを担いでいる。女性が手にしているのは稲刈りの時に使う鎌だ。さらに驚いたことに右端の男性の足が踏んでいるのは大きな爆弾で、そこには「USA」と書いてある。あまりの珍しさに僕は車を止めてもらい、外に出て、生々しく歴史を語る銅像の前に立った。

「戦争の記念碑だな。ここにはアメリカ戦争のときに共産党の基地があったんだ。晴れることが少ないし、岩山が多くて洞穴の中に基地を作るのに適していたらしい」

県保健局のスタッフが話すのを、ニープンが通訳してくれた。

「毎日のようにアメリカの爆撃機が来て爆弾を落としたそうだ。昼は人々は岩山の洞穴に隠れ、夜になると月明かりをたよりに田畑を耕し、種をまき、稲を刈ったらしい。米軍機を打ち落として捕えた捕虜もいたそうだぞ」

銅像の若者たちの視線の先には、連日の爆撃に立ち向かって勝利した誇りが見えるようだ。若者の足が踏んでいるUSAの文字が入った爆弾で多くの庶民の血が流れたのだろう。手にした鎌からは爆撃の間隙をぬって食料を作り、生きぬいた人々の不屈の精神が伝わってくる――。僕は前日シェンクワンで聞いたボンビーの犠牲になった二人の少年のことを思い出した。

「クロイワ、スパーヌウォン洞窟を見に行くかって聞いてるぞ。秘密の作戦本部があったらしい。行くか？」

「行こう」

整備された道路をしばらく走り、新たな町の中を少し進むと洞穴に着いた。

「あの鉄片は爆弾の破片だそうだ」

洞窟の前には五百キロ爆弾が投下されたというクレーターが残っていた。

「爆弾を落とされれば山が崩れそうなものなのに、中は大丈夫だったのかな」

「大丈夫」

県のスタッフは涼しい顔で答えた。彼によると他の洞穴では戦車を隠し、また医療活動や外科手術が行われた洞穴もあるらしい。どんよりした天候は爆撃機に目標をしぼらせなかったのだろう。

鍵を開けてもらい洞窟の中に入ると、闇の中に電気が灯った。細い通路が延びていて、通路の横にはバルブを回せば今でも使えそうな酸素ボンベとマスクが置いてあった。食堂もあり、テーブルには食器が置いてあった。作戦会議を行った部屋に行くと、岩肌に取り付けられた丸電球に照らされた簡素な木のテーブルはうっすらと埃《ほこり》に覆われ、岩壁にはラオスの初代主席のスパーヌウォンとベトナムのホーチミンが写っている写真があった。あのホーチミンがここに来たのか――。どれもこれも歴史の断片に触れたようなひやりとした実感があった。洞窟の外へ出ると整備された庭があり、ポメロの木が一面に生い茂っていた。

やはりラオスのことはラオス人にしかわからない。翌日、僕たちは車で帰ることができなくなった。途中の山道で土砂崩れが起こり、完全に車が通れなくなったという。

「ニープン、お前が警告した通りだな」

「これがラオスだよ。まあ二、三日ここでゆっくりするしかないな」

出張を強引に決めた僕を責めるでもなく、穏やかな口調だった。

何をして過ごそうか思案していたところへ、軍のヘリコプターが物資を運んできたという情報をニープンが持ってきた。その帰路に僕らは同乗させてもらうことができた。村落の人影を追えるほど山の上を低空飛行する機体には、ビエンチャンの病院に輸送される緊急患者が白い顔をして点滴を受けて横たわっていた。——ここでは彼の治療ができないのだ。

貧困を作り出す構図

アフリカのシエラレオネからデービッドという黒人がユニセフのEPI（拡大予防接種計画）部門に赴任してきた。本国の予防接種部門で長く勤務して一年間の休暇をもらい、その休暇を利用してラオスのユニセフで勤務することにしたという。アフリカ人特有のストレートな物言いをし、動作が大仰で愛嬌があった。シエラレオネという聞きなれない国名にそれはどこにあるんだと聞くと、露骨に不機嫌な顔をして、懇切丁寧に場所を説明した。わかりやすい性格で好感が持てた。地図で探すとようやく見つかるようなアフリカの小国から、どうしてアジアの小国ラオスに来たのかが不思議でならなかったが、彼とは何度か一緒に出張に出かけた。

デービッドはロシア人上司のマリアビンとそりが合わずに居心地があまり良さそうではなかったが、僕が他の組織に属しているためか、アフリカでの勤務経験があるためか、フランクに何でも話してくれた。ラオス南部にともに出張をしたとき彼とゲストハウスの部屋が同室になったが、僕は協力隊の友人が行ったリベリアがデービッドの国の近くであることに気づいた。

「友達がリベリアに行ってたけど、内戦が起こって緊急に国外退去になったよ。日本に帰国する途中マラウイに寄っていろいろ話してくれた。君の国の近くだろう。マーケットでしゃれこうべを売っていたといってたぞ」

「リベリアは隣の国さ」

「本当なの？」

「内戦のことか」

「観光客相手のしゃれこうべや、人肉を食べる風習が残ってるって、本当なの？」

「赤ん坊の肉を食う連中がいるんだよ。彼らは縁起がいいって思ってるんだ」

「リベリアの内戦では反政府組織のボスが敵の肉を食ったともいってたよ」

「チャールズ・テーラーか。ドクター、ちょっと待て、西アフリカでは魔法や魔術が社会的な役割をはたすことはある。しかし俺たち一般国民は平和を愛する穏やかな人間なんだ」

西アフリカの混沌とした紛争を耳にする僕にはちょっと信じがたいことに思えた。

「僕が住んでいたマラウイは農耕民族で穏やかな国民性だったけど、アフリカの西のほうは何だか攻撃的な印象がある。狩猟が盛んだったのかな」

「お前はわかってない。俺たちは平和を愛する国民なんだ。誰が俺たちを変えたかわかるか？」

「……奴隷貿易を行い、植民地主義を政策としたヨーロッパがめちゃくちゃにしたんだろ。マラウイにも奴隷貿易の港が残っていて観光地になってたな。でも百年も二百年も昔の話じゃないか。援助もたくさん入っているし、白人の医者がマラウイの子どもたちの病気を一生懸命治療してたよ。白人の牧師だって汗を拭き拭き、無視されてもめげずに聖書を読んでた。今さら植民地でもないだろう」

「植民地政策は今でもつづいている。彼らは銃を持ってきたんだ」

「武器のことをいってるのかい」

「そうだ、武器だ。どこにだっていざこざや喧嘩《けんか》はあるさ。でもそれは話し合いや悪くとも殴り合いで解決できる話だ。ところが欧米の連中が銃を持ち込んですべてが変わった。俺たちも最初はわからなかった。正義に対する支援だと信じてたさ。ところが事態はどんどん悪くなっていく。そして紛争が起これば武器が売れ、武器を持ち込んだ連中に金が転がりこむようになってることに俺たちは気づいたんだ。アフリカの血を吸い取って利益を貪《むさぼ》るのはイギリス、フランス、アメリカなんだ」

デービッドは興奮してまくし立て、僕が言葉を差し挟むこともできないほどの勢いだった。アフリカの現実を体験してきたシエラレオネの国民であるデービットの言葉には絶対的な説得力があった。彼は一年後に国に戻ったが、帰国が近づくとダイヤを掘り当てて大金持ちになるんだ、と夢を語った。すごくでかいダイヤが出るんだ、と目を輝かせるデービッドに、冗談半分に僕も投資していいかと聞いたが、彼は即答しなかった。

彼が帰国してシエラレオネでは軍事クーデターが起こり、再度内戦がはじまった。産出されるダイヤモンドが武器購入の資金に変わり、利権のために背後で何者かに操られた国民同士が、少年兵までも巻き込んで血で血を洗う紛争を繰り返していく。

僕はラオスに赴任してまもないころに、大使館で会ったオーストラリア人の環境アセスメント専門家との会話を思い出した。

「鉱物が見つかって、ダムをどんどん作って電気を売り、外貨を得たらラオスは貧困から脱して人々の暮らしは良くなるんですか？」

「世界を見回してください。鉱物や石油を産出して莫大な富を生んでいる国で庶民が幸福な国なんてひとつもない。アンゴラ、イラン、チャド、インドネシア、シエラレオネ、スーダン、南アフリカ、ナイジェリア、どこも列強や多国籍企業にコントロールされ、富は政治家と富裕層に行き、庶民の社会福祉に金はまわらないという構図ができています。利権をめぐって最悪の場合は紛争が起こり、武器売買が活発になり、同じ国民同士が殺し合い、国は破壊され、人々の健康状態は悪化します。紛争は石油会社や武器産業に富をもたらし、政治資金として還元され、そして国連が人道支援を行うのです。保健支援の本質も、背後に企業が大きな口を開けて利益を貪っているという点では同じ構図なんですよ」

「まるで映画みたいな話ですね。貧困をなくすために世界は鉱山開発やダム建設に投資しているのに、逆に本当の貧困を作ることになるじゃないですか。どうすればいいんですか」

「声を上げることです。誰でもそんな世の中を本当に望んでいる者はいない。欧米だって、政治家だって、企業だって世界を壊したいと思っている人はいないんですよ。声を上げることは難しいことじゃない。私は環境アセスメントの光と影をあなたにささやいた。あなたも私に素朴な疑問を質問した者として、心に浮かぶ疑問について声を出す義務がありますよ」

――出張先のゲストハウスに着いて荷を解くと、デービットは必ず短波ラジオを取り出して一心にラジオに聞き入っていた。誰もが長く単調な車の行程の疲れをほぐすために、それぞれのやり方でリラックスをするものだ。好きな音楽か番組を聴くのが彼の息抜きなのだろうと思っていたが、彼が去りシエラレオネの内戦を知って僕ははっとした。デービッドが聞いていたのはアフリカの情報に強いBBCニュースではなかったのだろうか。ラジオを聴く彼の表情は険しく、いつもの愛嬌が消え、どこか近寄り難い緊張感があった。ゲストハウスをチェックアウトして車で再び移動するときも、彼はラジオを耳にくっつけていることがあった。緊迫していく遥かなる祖国のこと、そしてそこに住んでいる家族や両親、友人の安否が心配でしかたなかったに違いない。

第九章

国際協力の光と影

プロジェクトのリーダーとして

一九九六年に専門家としての任期を終えた後、僕は再びラオスへ派遣されることになった。一九九八年から二〇〇一年にかけてで、今回はプロジェクトのリーダーだった。

プロジェクトには予防接種に関連する活動が加わっていた。ワクチンを適度に冷やした状態で輸送して質を落とさずにワクチンを接種するためのコールドチェーン、地方の人々にも予防接種の重要性を知ってもらう広報、さらに住民に身近な医療施設を利用してもらい、そこで予防接種と同時に母子保健の活動も行うというもので、それぞれに専門家が派遣されていた。地方のプロジェクト地として古都ルアンプラバンのチョンペット郡病院が選ばれた。ルアンプラバンは北部の県に行くときの交通の拠点でもあり、僕はこの県を訪れることが多くなった。

初めて訪れたのは一九九四年で、ルアンプラバンにはようやく電気が一日中通じるようになったときだった。世界遺産に指定された歴史と情緒にあふれる町で、はじめのうちは時間を見つけては観光の見所を探したものだが、そのうちにぼんやりとしていることがこの町の最高の過ごし方だと感じるようになった。

寺院がたくさんある町を三十分も歩けば、緑にかがやく山々に面したメコン川が見えてくる。川沿いの道には椰子《やし》の並木が風に揺らぎ、木船から川面に網を投げて魚を捕る人や、肥沃《ひよく》な川辺の畑を耕す人たちが日々の生業を営んでいるのどかな光景が広がった。夕方になると丘の上に登り、淡い靄《もや》がかかった町を一望し、山並みに沈む紅い夕日に心を奪われた。いつの間にか僕はこの町で過ごす無為な時間を愛するようになっていた。

観光客用の高級なホテルがいくつかあったが、僕はラマーホテルという古びた安宿に泊まることが多かった。受付には人のいい頭の禿《は》げた親父がいて、その娘なのか五歳くらいの可愛い子どもが自転車で遊んでいた。町を見るなら貸してあげる、といわれたのが気に入って最初の投宿になった。

次に行くと親父もその子も僕を覚えていてくれて、それからここが定宿になった。部屋は天井にぶら下がった大きな羽をつけた扇風機が回って涼を送り、大きな木枠の窓があるだけなのだが、天井は高く夜には月の光が差し込み、落ち着いた気持ちになった。

ラマーホテルの前の道を渡ったところにはレストランが並び、どの店も美味しかったが、僕がよく利用した店はカンタナという若い女性が切り盛りする店だった。カンタナの父親は中国の雲南省からやってきた華僑ですでに亡くなっていたが、母親がルアンプラバンの出身だった。カンタナはタナと呼ばれて、九人兄弟の六番目で、流暢な英語を喋る気さくな人柄だった。欧米の観光客が彼女の店にはよく訪れ、フランスでシェフをしているという旅人が厨房《ちゅうぼう》に入りフランス料理を教えるような温かい雰囲気の店だった。

彼女はフランス人の老夫婦に気に入られ、招かれて何度かフランスに遊びに行ったこともあり、パリの写真を見せて町の様子を話してくれた。僕はカンタナの店にコンピューターを持ち込み、出張報告書をそこで書き、ぼんやりと往来を眺め、人々の行き来や子どもたちの遊ぶ姿を見るのが好きだった。客で店が溢れだすまでずっといても誰も嫌な顔をしなかったし、もっといたければ奥の席に座らせてくれた。カンタナも、年老いた母親も、バイクで片手が不自由になった兄さんや結婚してアメリカに行った美人の姉さんも、赤ん坊を抱いて夕方になると店に顔を出すもう一人の姉さんも、だれもが空気のように僕の横を通り過ぎ、笑顔を見せてくれた。

病に対峙するという原点

僕のラオスでの仕事は集団の健康を予防によって守るという公衆衛生的なアプローチで、政策や財源そして政治といった、医者には馴染《なじ》みの薄い要素が多く絡んでいた。これに対して青年海外協力隊員としてマラウイで僕がしたことは純粋な医療行為である。病気の子どもを診断して治療を行ったが、それこそが僕の国際保健医療の原点のはずだった。

ポリオ根絶という世界プログラムに参画できることは名誉で刺激的なことだったが、僕は患者を診ることから離れている自分が、原点を見失っていくようで無性に不安になることがあった。病を挟んで患者に向かうときの自分が好きだったし、辛いことも多かったが、「ありがとうございました」といわれる言葉にはどんな苦労も報われる真実があった。

ラマーホテルの前の道を十分ほど歩いたところにある県立病院の外科には、青年海外協力隊の本山さんが看護婦として勤務していた。僕は無性に病院と入院患者を見たくなり、彼女を訪ねた。本山さんは満面の笑顔で歓迎し、院内を案内してくれた。というよりも彼女が気がかりな患児の病室へ強引に連れていかれた。

「先生、この子を見てくださいよ」

流暢な大阪弁にいつものような元気がない。

「虫垂炎の手術のあとかな」

「そうなんですよ、腹膜炎を起こしてるんですよ」

「遠くから来たの」

「そうです。モン族ですよ。あたしの足ではとても行けないような山奥らしいですよ。可愛い子でしょう。でも、少数民族はここじゃ差別されてるじゃないですか」

少年は小学校の低学年くらいだろうか、本山さんの顔を嬉しそうに見ている。彼女は少年の手を自分の両手で大切そうに包んだ。

「民族衣装を着た娘さんの看板がどこにでもあって、平等に生きようっていうスローガンが書いてあるじゃない」

「先生、何いってるんですか。差別があるからあんなことをいうんです。病院で働いていると露骨に差別してるのがわかりますよ。この子、抗生剤を投与してるけど、お金がないんで親が連れて帰ろうとしたんですよ」

「貧乏な人には無料だと法律で決まってるって聞いてたけど……」

「この国に法律なんてあったんですか。あるとしたら、それは守られてませんね。薬は買わないといけないし、みんな親戚縁者から借金して来るんですよ。あんな山ん中で畑耕して自分たちの食べるもん作ってる人たちが病気になって病院に来て、入院が長引いてもっと金払えっていわれたって、そんなもんあるわけないじゃないですか。死ねっていわれているようなもんですよ。不公平じゃないですか」

彼女のひたむきさが心地よかった。この貧しい少数民族の少年に対する不平等な医療に憤る姿が、どこか僕のアフリカでの診療の日々に通じるものがあった。

「腹膜炎か、厳しいね。親は薬代がなくなったのか、ちっとも良くならないから自宅で死なせてあげようとして帰ろうとしたんだろう。そして死なせるわけにはいかないから医者が止めたんだ」

腹膜炎はマラウイでも頻繁に見たが、この子のように外科で開腹して洗浄された後の予後は決してよくなく、たくさんの子が死んでいた。目の前の少年のお腹には大きな包帯が巻かれ、お腹に刺した管から廃液がベッドの下の袋に溜まっている。会話中も彼の視線は嬉しそうに本山さんの顔にそそがれている。

「先生、なかなかわかったようなこと、いいますね。医者が止めますか。私が帰るなって説得したんですよ。親にわかってもらうのに大変だったんですから」

「……てことは本山さんがお金を出したんだ」

協力隊の給料は僕らの頃より少し上がって三百ドルくらいもらってるだろうか。本山さんにとっては大金だったに違いない。

「私はそんなことのために先生をここに連れてきたんじゃないですよ。腹膜炎の治療に抗生剤のクロラムフェニコールを使ってるんですよ。日本では副作用が強いから使わないでしょう。先生、大丈夫ですか」

少年の手をいたわるように握りしめ、笑いながらも彼女は強い目で僕を見ている。

「効いてるのかな」

「ラボで確認したら効いているって返事がきましたよ。熱も下がってるし」

「アフリカでもよく使ってたな。僕も最初はびっくりしたよ」

「効いてました?」

「うん」

「この子に副作用で貧血が起きるのかな……」

クロラムフェニコールはまれに血液を造る骨髄にダメージを与える。重度の貧血を起こす再生不良性貧血になることがあり、原因は違うが、福岡の大学病院で担当した「陽ちゃん」こと林田陽一もこの病気で苦しんだ。しかしこの抗生剤は比較的安価で、腸チフスのような重症の感染症に効果がいいという面もある。マラウイの小児病棟で患児に投与される点滴ボトルにこの名称を見たときは唖然《あぜん》としたものだが、効き目は抜群だった。

「でも他の抗生物質に変えて、もし効かなければ腹膜炎が悪化しかねないしね。この薬が効いているのだったら、他に選択肢はないと思うけど」

「先生ならどうするんですか」

「主治医が決めることだよ」

「先生ならどうしますか」

「――クロラムフェニコールを続行する」

僕は彼女の話を聞いただけだったが、本山さんの顔には安堵の色が漂った。「夜も看病に通うことに決めたんです。希望がほしいです。少数民族でお金がないだけで死ななくちゃいけないなんて、おかしいじゃないですか。そんなことあっちゃいけませんよ。この子は私の希望なんです」その言葉に、僕は心が癒されていくような気がした。そして何の打算もなく、純粋に少年の病に対峙できる彼女がうらやましくもあった。

薄れる純粋な気持ち

西太平洋地域のポリオ根絶活動は順調に進展していた。一九九〇年には六千人近くいたポリオ患者は数えるほどに減少し、メコン川下流のラオス、カンボジア、ベトナムのいわゆるメコンデルタ地域に患者が発生するようになっていたが、一九九七年にカンボジアで報告されたポリオの少年が西太平洋地域の最後の患児だった。

それから新たなポリオは発生しておらず、さらに三年の経過観察をして西太平洋地域で患者が出なければ二〇〇〇年の同地域での根絶が達成されることになる。それは世界に六つあるWHOの地域のなかでアメリカ地域に次ぐ二番目の偉業となることを意味したが、とくに行政の関係者には日本の京都で根絶宣言を世界に向かって発信できる、という興奮にちかい高揚感があった。しかしながら真摯《しんし》な科学者や専門家の中には、楽観視できるものではないという疑問が根強かった。

僕もラオスのハイリスク地域や国境地域をまわるうちに、西太平洋地域での根絶宣言に疑問を持ちはじめていた。現場で実際に見る実情はWHOの報告のように明るいものではなかった。公式のポリオワクチンの接種率は一〇〇％近いものなのに、現場で聞き込みをしてみると活動の悪い地域では定期接種率が四〇％、もしくはそれ以下のところもあったし、ポリオ疑いの症例を報告していない地方の医療施設もあった。また仮に西太平洋地域で根絶宣言をしても、西方に隣接する南アジア地域のタイやミャンマー、さらにはインド、バングラデシュ、パキスタンなどに残るポリオウイルスが国境を越えてラオスに侵入したら再流行が起こる危険は高いと思われた。

もしも二〇〇〇年の根絶宣言前に西太平洋地域でポリオが出たらどうするんだ、と聞くとWHOの職員の中には隠すしかない、と正直な気持ちを口にして苦笑いする者もいた。僕にはこれだけ巨額の資金を投入したのだから彼のいうこともしかたないという思いと、科学的な証拠を集め事実に基づいて頑張っている現場の専門家の立場はどうなるのだ、という釈然としない気持ちがあった。

麻痺の子を作ってはならない、そんな純粋な気持ちで開始されたはずのポリオ根絶という事業は、世界が支持し、多くの慈善団体が賛同して巨額の資金援助がされているだけに、失敗は許されないという雰囲気に満ちていた。京都において西太平洋地域が世界で二番目の根絶宣言をするという計画は、政治家や行政官の功名心を刺激し、ポリオ根絶活動は次第に政治的な色彩を濃厚にしていった。

健康、という名の金儲け

二〇〇〇年が近づくと世界でポリオ根絶が注目されはじめたのか、ラオスへの取材が多くなった。テレビ撮影クルーが日本のみならず、ニューヨークからも訪れた。

ポリオ根絶が西太平洋地域でも世界レベルでも終わっていないのに、次から次にWHOのジュネーブ本部から降りてくる世界保健政策の背景にある、政治の匂いを指摘したのは国際協力関連の活動を紹介する英文雑誌を編集している田中文夫というジャーナリストだった。

田中氏はポリオ根絶に携わるラオスの関係機関での聞き込みを終え、ビエンチャンの中心部から三キロほど離れたラクサムの僕のオフィスを訪れた。プロジェクト活動の話を一通りした後に、僕は近々計画されている麻疹《はしか》撲滅の説明をした。WHOの予防接種チームは、ポリオの根絶の次には麻疹の根絶を考えていた。一九八〇年に天然痘が根絶されたときにはEPI（拡大予防接種計画）のスタッフはみんな職を失ったが、ポリオ根絶の後には麻疹があるので大丈夫だろう、と冗談交じりで彼らは話していた。

「ポリオ根絶が終わってもいないのに、もう麻疹の根絶を行うのは無謀じゃありませんか」

田中氏は驚いて僕の顔を見た。

「南北のアメリカ地域はかなり成功しています。パイロット、つまり試しにやるだけだから、ラオス側の負担にならないようにいくつかの県を選ぶんです。ポリオ根絶の経験をもとに、麻疹ワクチンの一斉投与つまりキャンペーンをするんですよ。キャンペーンは災害の後などの緊急時に行われる方法で、保健システムが破壊された地域で麻疹やコレラの流行を一時的に抑えて、システムが復旧したら定期接種に戻すのですが、これを根絶のために応用するんです」

僕はWHOと協力している立場でもあり、ジャーナリストが相手なので当たりさわりのない話をした。田中氏はよく勉強をしていて鋭い質問をした。

「ポリオは経口ワクチンを使うから、学校の先生や学生ボランティアでもできますよね。でも麻疹は注射でするんでしょう。そんな大量の予防接種のキャンペーンができるんですか」

「注射の使い回しの事故も多いので、AD注射器といって一回しか使うことのできない使い捨ての注射器を用いるんです。これならば麻疹ワクチンだけを次々と打っていけばいいから簡単です」

「使い終わった注射器はどうするんですか」

彼はまるで僕がWHOのラオス担当官にするような質問を繰り出してくる。たいしたもんだと感心しながら、僕はＷＨＯの所長にでもなったような気持ちで答えた。

「ダンボールでできた安全箱に入れ、それを県に集めて焼却炉で燃やすんですよ」

「簡易型の焼却炉ですよね。あれは八百度くらいしか熱が出ないのでダイオキシンが出るし、煙がすごいから住民から苦情がでるんじゃないですか。日本では使えなくなってますよね」

「ラオスは中央焼却システムがないですからね。ただキャンペーンは短期間で終わることですし……」

「地方ではどうなるんですか」

「ＷＨＯのマニュアルでは大きな穴を掘って、そこに使用済みのＡＤ注射器を放り込んで燃やします。少なくとも血液のついた注射器の感染源は死滅しますよ」

「針は燃えないですよね。ＡＤ注射器は一回しか使えないのなら、かなりの量が必要になるんじゃないですか。今までどおりに、使った注射器と針を煮沸《しゃふつ》して滅菌して使えば廃棄量も増えないし、大切に使うからいいじゃないですか」

ＷＨＯは途上国を数カ国選んで行った調査で滅菌操作が十分ではなく、肝炎を広げているという結果をもとに、従来の滅菌注射器の使用を全世界で中止しようとしていた。しかしラオスでは今使っている滅菌注射器の問題は指摘されていない。ＡＤ注射器を導入するのであればラオスでも調査をすべきで、田中氏の指摘はもっともなことだった。

「針はどんどん土の中に捨てられるんですよ。焼却炉で焼いても燃えないんだから。環境に良くないし、第一子どもたちが素足で遊んでいるときに刺さってしまうかもしれないじゃないですか。針についている病原菌は死滅するでしょうけど、今度は土のなかにいる破傷風菌に罹患する可能性がでてきますよ。ポリオは経口ワクチンで口から飲めるから根絶のためのキャンペーンができるんだって、ついさっきWHOで聞いたばかりですよ。ひどいなあ」

田中氏の知識は確かでひょっとしたら医学部中退なのかな、と感服していると、彼は椅子の背に体をもたげて両手で頭を包み、あきらめのポーズを取った。

「麻疹キャンペーンはパイロットだから、結果が悪ければWHOは方針を変えますよ」

僕は慰めるように彼にいった。

「国際機関がそんなに甘いかな。彼らの政策の後ろには欧米の企業や研究機関や大学がついていて、金儲けのための口実を与えて政策を作っているんじゃないですか。パイロットはすでに彼らが決めた方針をいかに効率よく、民主的であるかを装って進めるための口実でしょう。すぐにキャンペーンはラオス全国に広がり、五歳未満から十五歳未満の子どもたちに対象を広げて一斉にワクチンを投与するようになりますよ。そして黒岩先生がインタビューでいってたように、最も大切な、規則正しく一歳の子どもにワクチンを投与する定期予防接種のシステムが壊れていくんじゃないですか。誰が得をするか考えたら黒幕は明白じゃないですか。ワクチン会社、注射器会社、そしてその政策を支持する学者、さしあたりハーバードの連中かな」

ハーバード・マフィアという言葉を聞いたことがある。それは自殺者が出るほど過酷な勉強をしてハーバード・ビジネススクールを卒業した人たちが世界中にネットワークを形成し、情報を操作してヤクザのように利益を搾取することだと思っていた。しかしそれは国際保健にもあてはまりそうな話だ。むしろ人の健康は市民の目を欺くには都合よく、巧妙なビジネスが可能なのかもしれない。田中氏が無意識にもらした言葉は刺激的だった。

「ハーバードを卒業した人たちの連帯感は強いみたいですね。とくに途上国からの留学生は帰国後に保健省の要職につくので、教授は教え子を使って、自分たちに都合のいい国際保健政策を作ることができると聞いたことがあります。ここから先は僕の推測ですが、ある企業の製品を必要とする政策を権威あるWHOが出せば、その製品は世界中で売れます。そのための保健政策の妥当性を、ハーバードのネットワークを使って、主要な途上国の大学教授にいわせることもできますよね。AD注射器もそうなのかな……。今のWHOの事務総長もハーバードの卒業生で、彼女が呼んだハーバードの連中が大勢ジュネーブで働いていますよ。彼らが作る政策、もしくは指標は全世界が使うことになるので、これはすごい利益につながりますね」

田中氏のストレートな正義感に押されて、僕は国際保健政策について最近感じはじめた本音を口にしていた。

「どこに行っても政治ですね。せめてポリオ根絶は子どもたちを麻痺から救う純粋な夢だと思ってたんだけどな。次には注射器の針をまき散らす麻疹キャンペーンの種がすでにまかれてるんですね」

田中氏は深く椅子にもたれ両手を組んでそういった。

「キャンペーンは短期間で目標を達成すればプラスですよ。日本を含む西太平洋地域は二〇〇〇年ポリオ根絶という目標を達成できそうだから、そのあとはポリオワクチンは定期接種に移行していけます。ただ、麻疹キャンペーンは問題があるかもしれないですね。モン族の山村に行ったとき、歩いて一時間の距離にある四つの村が全部麻疹の流行になってました。すごい感染のスピードですよ。僕らのデータでは、少数民族の人たちの死亡率は二〇％、一般の人たちは一・九％ですから、栄養状態を良くして、山村の人たちが医療を受けられるようなシステムが必要です。それを可能にする鍵《かぎ》は定期接種を活用することです。安易に巨額な資金を投入して麻疹キャンペーンをすれば、せっかくポリオの活動で作られたシステムを壊してしまいます。キャンペーンは基本的に災害などの非常事態に行うものなんです。ある意味、これは予防接種で飯を食っている人たちの生き残りをかけた政策かもしれませんね。拡大予防接種計画が始まった二十六年前に比べると疾患が少なくなり、支援のお金が集まらない一方で、エイズにはどんどん資金を取られてますから。目玉商品がほしいというのが本音で、それが麻疹根絶でありキャンペーンなんだと思いますよ」

「地球上は、使い切れなくて余って廃棄される生ワクチンと注射針とダイオキシンでいっぱいになるんですね。キャンペーンが定期接種というシステムを壊して、途上国はいつまでたっても先進国の援助でコントロールされつづけるのか……」

田中氏はがっくりと肩を落として、僕とのインタビューを終え、取材道具の詰まったデイパックを重たそうに背負って会議室を後にした。

夢を語る車椅子の少女

日本の某テレビ局が、僕らのプロジェクトを取材したあと、実際のポリオの子どもを撮りたいといってきた。ポリオに罹患し後遺症の麻痺が残る子どもたちは、ビエンチャンの国立リハビリテーションセンターに通院している。センターはタラサオと呼ばれるモーニング・マーケットから、市街の町並みがほどよく見下ろせる高さに盛られた土手を走るクービエン通りを、車で五分ほど行ったところにあった。この二車線のクービエン通りの両脇にはずらりと並木が植えられており、強烈な日差しを遮って木陰が揺らめき、なんともいえない風情を漂わせていた。

ラオス側がポリオの子どもを持つ母親に声をかけて撮影に協力してくれた。建物の中にはリハビリのために来ていた女の子が既にいたが、彼女の両手は肩までは上がるのだけれども、それ以上はどんなに頑張っても上がらず、悲しい顔をして首を左右に振った。診察をしているときは感じなかったが、あとでモニターの中の絵を見ると胸が痛くなり、なんだかその子に悪いことをしたような気持ちになった。

グラウンドに出ると両足が麻痺の高校生の女の子が、ハンドルの部分を腕で回してタイヤが動くように改造した車椅子を勢いよく運転しているのが、ＴＶクルーの目に止まった。急拠、彼女の撮影が始まり、通訳を介してインタビューが行われた。

「夢はなんですか」

いつものことだがメディアは残酷な質問をする。東アジアの最貧国といわれ、農業が主体で産業の乏しいラオスでは、大学を出てもなかなか仕事がない。国を西側にも開き海外との交流が増え、開発も進んでいるのだが、教育を受けた人たちの受け皿が整っていない。僕の家で雇っている門番は昨年国立大学の工学部を卒業した有能な好青年で、英語を喋り、家の電化製品が壊れると、庭の草むしり作業の手を休めてさっと直してくれる。

医学部を出て医者になっても公立病院への就職は難しく、就職できたとしても給料は四十ドル程度で、大きな私立病院はラオスにはない。このような状況なので数百ドルの給料を出す国際機関での勤務は人気があって有能な人材が集まり、政府機関に人材不足をもたらす一因にもなっている。プロジェクトで僕らの秘書をしているポーサイは医者で、中国の医科大学へ国費留学したほどの天才だが、帰国後、病院でのポストはなく、プロジェクトが出した新聞広告を見て、子どもの健康に関わることだからと面接に来た。大学を卒業したエリートにも十分な職がないというのに、足の不自由な子どもに夢を聞くなんて非常識だが、聞き手は純粋な気持ちで聞いているし、考えてみればこの国のことを知らないのだからしかたないのかもしれない。

「私はコンピューターの仕事がしたいです」

明るい声に思わず視線を向けた。車椅子の彼女は、丸顔でおでこが広く、黒髪を後ろに束ねている典型的なラオスの若い娘さんで、にこにこと笑い、その目はいきいきと輝きを放っている。

「どうしてでですか」

聞き手のほうは何の邪念もなく畳みかけた。

「足が悪くても、手を使ってできるので、コンピューターを習っています」

彼女ははにかみながらも確かに夢を語っている。車椅子に座った下肢にはこの国の高校生の制服である黒い巻きスカートのシンを着て、白いスニーカーを履いている。スカートの裾とスニーカーの間からはポリオのために細くなった両足のくるぶしが見えている。太ももの筋肉のかすかな盛り上がりから判断すると、杖を使えば自分で歩くことができるようだ。

「コンピューターは楽しいですか」

「はい、楽しいです。コンピューターを使えば世界中のいろんなところに自由に行くことができます。メールも使えるようになってきたので、いろんな人と話ができます。今からコンピューターを使って働ける日を楽しみにしています」

「そうですか、インターネットで日本には行きましたか?」

「何度も行きました」

「どんな国ですか」

「とても綺麗な国です。都会には素晴らしいビルが建っていて、自然もとても綺麗です。それに……」

「それに、何ですか？」

「――女性がとても綺麗です。髪型や服やお化粧がとても素敵です」

「そうですか、日本が好きですか」

「大好きです。この車椅子も日本のNGOが寄付してくれました。おかげで私の夢がどんどん広がっていきます。とても感謝しています」

「そうですか、よかったですね。頑張ってください」

インタビュアーの目には少し涙がたまっていた。

「はい、ありがとうございます。頑張ります」

明るい女の子の表情が眩《まぶ》しかった。

日本から車椅子の人たちを対象にしたNGOの支援が行われていた。政治家が関わっているという話も聞いたが、あまり政治に振り回されなければいいな、と僕は思った。でもこの子の夢が実現し、手に職を得ることができて、毎日を精一杯生きていけるのであれば、それでいいじゃないか――。薄い雲のひろがる午後の空は明るくかがやいている。

政治的になっていく自分

二〇〇〇年十月に京都で開催された西太平洋地域の根絶宣言の式典は政治的色彩の強いものになった。京都には、WHOのジュネーブ本部から事務総長のブルントライトが呼ばれ、政治家が参列し、大野氏が地域根絶を宣言した。しかしかつて大野氏が熱く語っていた「現場で汗を流して頑張った専門家の人たちに壇上に上がってもらう」という演出はなかった。海外で活動をしていた専門家は式典に参加することすらできず、中国で活躍し日本のポリオ根絶活動の質をWHOと互角、もしくはそれ以上に発展させた功労者である千葉先生さえも壇上に上がることはなかった。

僕は新プロジェクトのリーダーに任命されたときに密かに誓ったことがある。「ラオスでの根絶宣言に日本の旗を揚げる」というもので、そのための効果的な手段を模索した。多額の税金を出してポリオ根絶を支援している日本国民に対する責任だと思ったのだが、これはWHOが自分たちの旗にこだわり、大野氏や厚生省が日本で根絶宣言をすることに奔走したのとある意味同じことだろう。

現場に立ち、援助の人や物、金の流れを見るにつけて、日本の援助に対する海外からの賛辞の背景にある、陰の部分がよく見えるようになった。巨額の資金援助をしているというのに、「日本人は文句ひとついわないお人よし」と思われているところがあった。国際機関に対する日本の援助機関の卑屈なまでの弱腰は理解に苦しむところであったが、情けなさと憤りを覚えた根底には、日本を愛するという素朴な気持ちがあった。少なくとも僕の関わったプロジェクトではWHOとユニセフと協力体制を貫きながら、彼らをしのぐ成果をあげる——これが僕の目標にもなっていた。

記念切手の作成はプロジェクトが始まったときから念頭にあった。「衛生的なわたしの村」というテーマでラオスの小中学生に描いてもらった中の優秀作品をモチーフにし、ＪＩＣＡ（国際協力機構）と厚生省のロゴを中央に置き、その脇をＷＨＯ、ユニセフ、そしてオーストラリアの援助機関が固めるというデザインにした。素朴で温かい、素敵な切手に仕上がったと思う。

ポリオ根絶の記念碑もラオス保健省と国家文化会館に建立したが、十年近くに及ぶプロジェクト活動を通して蜜月の関係にあった保健省の尽力で、スムーズに実現した。橋や道路や空港の建設はマスコミに批判されがちだが、そこには物が残り、日本の旗が残り、少なくとも日本の協力や資金援助があったことが見える。保健プロジェクトでどんなに感謝された活動をしたとしても、二、三年は覚えていてくれる人もいるが、五年十年すると関係者はポストを離れ、忘れ去られてしまう。その意味でも記念切手や記念碑でさりげなく形をとどめることは、素朴な発想だが効果的なはずだ。

十一月十八日のラオスでの根絶式典は、中国のラオスに対する友好の象徴として建てられたばかりの豪華な文化会館で行われた。僕らは当日のラオスの英字新聞の見開き両面に広報を載せた。片面はポリオキャンペーンの開会式の模様で、ＪＩＣＡの所長とＷＨＯおよびユニセフの所長がポリオワクチンを子どもたちに飲ませている。もう一面はラオスにおけるポリオ根絶の進展の記事を掲載した。

ラオス文化会館のロビーには、子どもたちの描いた絵、プロジェクトが作成した広報用のＴシャツや帽子、活動の模様を示す写真を展示したコーナーを設け、入場者はそれを熱心に見ていた。会場は二階席まで埋め尽くされ、立ち見が出た。

壇上にはラオスの首相、外務大臣、厚生大臣とともに日本大使が立ち、脇には主催者のＪＩＣＡ事務所長、ラオス国家ＥＰＩマネージャー、僕の横にＷＨＯとユニセフの所長が座った。保健大臣に招かれた大野氏は、各国大使とともに会場の最前列で式典を見守った。僕が根絶の進捗を発表し、ラオス側と日本側の関係者でサインした色紙を首相に手渡した。

ラオス首相の根絶宣言の一声と同時に放たれた無数の風船は、会場の熱気に煽《あお》られるように元気に舞い上がり、人々の視線はその影を追った。ラオス首脳部の表情は、どれも満ち足りているように見えた。貧困国というレッテルを貼られているラオスは、常に後塵《こうじん》を拝している隣国のタイや他の国々に先んじて、ポリオ根絶を達成したことが大きな誇りでもあったのだ。

最初のラオスでのプロジェクトは単なる専門家だったので意識しなかったが、二回目の派遣ではプロジェクトのリーダーとなり、僕は日本政府のミッションを背負ったことを感じていた。次第に政治的になっていく自分を実感しながら、アフリカでボランティアの小児科医として現地の子どもたちを純粋な目で診察し、精一杯治療したころの自分がふと無性に懐かしくなることがある。

クイーンエリザベス中央病院では毎日のように子どもが亡くなっていたが、目を閉じて思い出すことは子どもたちの笑顔、抜けるような青空、満天の星空、協力隊の仲間たち、初めて国内を旅行したローカルバス、ようやくの思いでたどり着いたサリマなどで、心が弾み出すようなことばかりだ。国際協力のキャリアの中でいつが最も楽しかったですか、と問われれば、迷うことなく二百ドルの給料で働いた青年海外協力隊と答える。未熟な自分が、未熟な仲間たちと過ごした二年の日々は、その未熟さゆえに持つことができた情熱と純粋な想いにあふれていたからだ。

雑誌の取材に来た田中文夫氏が心配した、麻疹キャンペーンとAD注射器の導入は現実となった。麻疹キャンペーンはパイロットが行われ、全国に拡大していった。僕はキャンペーンに反対の声を上げたが、任期終了後に日本はWHOの政策支持にまわった。だが定期接種が悪い状況で行われた全国キャンペーンの翌年には、各地で麻疹の流行が起こっている。一度しか使えないAD注射器は麻疹ワクチンのみならず、他のすべてのワクチンに対しても導入されることになり、国際社会は途上国が適切に処理のできない針の量産に踏みきった。

ボランティアからはじまった自由気ままな僕の国際協力活動は、歳月を経てWHOやユニセフとともに世界事業に従事するに至った。それはとても恵まれたことであろう。だが感染症根絶や貧困削減という美しいレトリックの影に、途上国の保健システムが壊され、環境が悪化するという側面があることを僕は知ってしまった。これらに対応して改善するには政治の力が不可欠なのだが、日本の政治は真実を語る現場の声をかき消すことに奔走し、組織の防衛に明け暮れているようだ。僕は情熱を抱いて走り続けることに少しばかり疲労感を覚えていた。

希望が生きていく

三年の任期の終わりが近づいたころ、僕はルアンプラバンへ飛んだ。どうしてもあの静かで、どこか優しさの漂う古都の中でぼんやりとした時間を過ごしたくなったのだ。県立病院に腹膜炎で入院していた子どもがどうなったかも知りたかった。

「先生、あの子は無事に退院しましたよ」

洗いたての白衣に身をつつんだ本山さんは元気な声で僕を歓迎してくれた。あの子が死ななかったと聞いてほっとした。

「クロラムフェニコールを使ったんだ」

「そうですね。あとで他の抗生剤も加えたし……」

「君の希望が生きていくんだね」

「先生、覚えてたんですか」

少年のベッドサイドに立った彼女が別れ際に口にした言葉が脳裏に焼きついている。――この子は私の希望なんです。迷わずにいいきる彼女に僕は救われる思いがしたものだ。

「忘れないさ。この子は私の希望って君はいったんだよ。希望――いい言葉だね。本山さんがあの子の命を救ったんだ。あの少年が大きくなって結婚して、赤ちゃんができたらきっと君の名前をつけるんじゃないかな」

本山さんの瞳が輝き、長い睫《まつげ》が揺れた。

「きっと可愛い子ですよ、でも食いしんぼうだろうな。私の希望が生きつづけるのか……」

「素敵だね。夜も自転車で様子を見に行って、暗闇でよく見えないまま道の下に落ちて自転車は壊れたけど、私の体は頑丈《がんじょう》だから大丈夫ってメールに書いてあったけど」

「そんなこともありましたね」

「あの子の家には行ったの？」

「行きたいですね。私は協力隊の任期が終わってもラオスには来たいから、行ってみたいです。山奥っていってたから行けるかな。でもあの子が助かったのは先生のおかげでもあるんですよ」

僕にはよくわからなかった。

「百ドルくれたじゃないですか。忘れたんですか」

明るい元気な大阪弁が畳みかけてきた。

「ほら、先生が川向こうのチョンペット郡に出張で来たときに、暑いねっていうんで、トゥクトゥクに乗って三十分くらいのところの池に泳ぎに行ったじゃないですか。その帰りに先生は百ドルをくれたんですよ。あれはあの子の治療にすごく役立ったんだから。そんないい話を忘れたらいけませんよ」

とても暑い日で、プロジェクト視察のタイトなスケジュールの合間を縫って、こっそり短パンとTシャツのまま池に行き、泳いだことは覚えている。いわれてみればたまたま財布に入っていたドルを彼女に渡したような気もする。

「先生、何かお礼しますよ。何がいいですか」

彼女の瞳は嬉しそうにキラキラと輝いている。

「そうだな、王宮博物館があるだろう。あそこの地下の資料室に協力隊員が二人働いてるよね。こっそり中を見せてもらえるかな」

「いいですよ。聞いときます」

本山さんはサクランボのようなえくぼを両方の頬に作って笑った。

メコンのほとりで

その夜のルアンプラバンの王宮通りは雨に濡れていた。観光客は年々増え、特にこの道沿いは人気が高く、レストランやゲストハウスが瀟洒《しょうしゃ》な木造りの軒先を並べていた。すこし町の奥まったところにあったカンタナのレストランはこの通りに移転していた。内装を新たにした店は、焦げ茶色を基調にした古風な造りで、歩道にテーブルを並べ、白いラオス絹のテーブルクロスがかかっていた。

店にカンタナは不在だったが、事故で片手が不自由になった兄さんが僕を見て、笑顔で店の奥に席を用意してくれた。歩道から上がり店内に腰を下ろして往来を見ると、通りを隔てた店の軒先に和紙で囲まれた電球がずらりとかけられ、やわらかい光をひろげ、雨音がなんとも懐かしい情景を演出していた。

ラオスを去る前にどうしてもこの店を訪れたかった。ラオス北部の出張では交通の要所であるルアンプラバンに頻繁に立ち寄ったが、この町に滞在中は多くの時間をこのカンタナの店で過ごした。食事をし、報告書を書き、ぼんやりと往来を眺め、ここにいると不思議と心が安らぎ、なんだか子どものころの故郷にいるような平和な気持ちになった。

舌鼓を打った懐かしい料理を思いつくままに注文した。初めて食べた春巻きや、クレソンをふんだんに使ったサラダ、魚のフライに、ガーリックをたっぷり使ったポークの料理、気がつくと食べきれない数になっていて、あわてて量は少なめに、と頼んだ。

最初に会った時にはろくに喋れなかった子どもが、今では小学校に行くようになり、僕の及びもしない流暢なラオス語を喋って店の中を走りまわっている。カンタナのお姉さんで、その子の母親が、久しぶりに僕が来ているのに気づいて近づいてきた。もうすぐ日本に帰るんです、と彼女に話し、ルアンプラバン名物の甘い唐辛子と牛の皮でできたチェオボーンを注文した。手にいれとくから明日の朝取りにおいで、と僕の肩を軽くたたき、彼女は笑った。

食事を終えて、コーヒーのお代わりも空になるころには、往来の人通りもずいぶん少なくなり、周囲の店の明かりもひとつ、ふたつと消えはじめた。そろそろ帰ろうかな、と席を立つとお姉さんが声をかけてきた。

「ホテルはどこ」

「近くのメコン川沿いだよ」定宿のラマーホテルではなく、移転したレストランに比較的近いホテルだった。

「雨が降っているからバイクで送ってあげるわ」

お姉さんは店の前に置いてあるバイクのキーを回してエンジンをかけた。僕は後部席に座り、手にした傘をさしだして彼女に雨がかからないようにした。世界遺産の王宮通りを運転する彼女は、片手で傘のはしを握って雨をしのぎ、片手にアクセルを握った。僕らのバイクは小雨を受けてのんびりと走り、のどかな時間が流れていく。

「タナはアメリカに行ってるの」

長い髪を風になびかせながらお姉さんがいった。タナはカンタナのニックネームだ。

「旅行ですか」

声が風に飛ばされないように、僕は彼女の耳元に聞いた。

「違うわ。私の妹でタナの姉が結婚してアメリカに行ったでしょう。結婚式にはあなたもちょうどこの町に来ていたわ」

もう何年前のことだろう。店に晩ご飯を食べに行ったら、花嫁衣装に着飾ったタナの姉さんと、アメリカに住むラオス人の新郎を囲んで、大勢の人が集まっていて、僕もその祝福の輪の中に招かれた。

「覚えてますよ。すてきな結婚式でしたね」

「美人で、心も綺麗な子よ。その子が離婚したのよ。一歳の子どもがいるわ。心配だからタナは母とアメリカに行ってるの。彼女が落ち着くまでしばらく一緒にいてあげることにしたのよ」

「離婚したんですか」そう僕がつぶやくと、彼女は早口のラオス語を喋った。よく聞き取れなかったが、どうも彼女も離婚したようで、「男なんて」とカラカラと笑い飛ばす明るさにつられて僕も笑った。

　ホテルは椰子《やし》の並木が揺らぐメコン川沿いにあり、一九一〇年にフランス人の貿易商が住居として建てたもので、泊まれる部屋数はわずかに五つだけだ。川の向こうには木々の緑に覆われた山々が連なっているが、小ぶりの雨空に浮かぶ月明かりに照らされて、山肌の淡い影をたどることができた。お姉さんはホテルに入る僕を見送り、軽く手を振った。別れを惜しんでいるように見えたのは僕の心がそうさせたのだろう。

　部屋の灯りをつけた。この建物が建設された当時の写真が絵葉書になり、部屋に置いてあった。百年近く過ぎた今も建物の外観はほとんど変わらず、昔の面影を残している。僕もずいぶん長いことラオスにいるような気がする。最初に来たのが一九九三年だから、八、九年が経っている。しかし目の前の絵葉書の写真や、王宮博物館で見た写真に比べれば、ほんの瞬きをしたほどの時間でしかない。

　気がつけば僕は電灯をつけたまま眠っていた。ゆっくりと起き上がり電気を消すと、部屋には闇がひろがった。暗闇と静寂の悪戯《いたずら》なのか、再びベッドに横になって目を閉じた刹那《せつな》、僕は自分がどこにいるのかわからなくなった。日本なのか、それとも遠い日々を過ごしたアフリカのマラウイのような気もしてくる。

——どれほどの時間が過ぎたのだろう。開け放たれた大きな木枠の窓からはメコン川の甘い水の香りが漂っている。目を開けば川向こうの雨に濡れた山肌が仄《ほの》かに見える。ベッドから離れて裸足で木の床を踏み、窓辺に向かった。雨のあがった夜空には満月が静かな影をひろげている。僕は両手を開いて大きく深呼吸をした。数百年も数千年も変わることなく生きつづけている風景を前に、僕はふしぎなほど安らかな気持ちに満たされていた。

あとがき

僕の父は佐賀の県立病院好生館の小児科医だった。裕福ではなかった昭和三十年代、父はよく家族を町の映画館に連れていった。映画を観て官舎に夜戻ってくると、病院の北門には鍵がかかっていた。父が門を飛び越え、内側から錠《じょう》をはずし、母と四人の兄弟が病院の敷地内に入る。幼い目には門限破りのようで楽しさに胸が高鳴った。父に連れられて黒澤明の「赤ひげ」を観たのも、そんな、映画がとびきりの娯楽だったころのことだ。

小学生の僕がどれだけ理解したかわからないが、満員の劇場のスクリーンに映る白黒の映像には圧倒的な迫力があった。見習い医師が狂女に殺されかかる場面に息を呑《の》み、死にかかっている泥棒の子の名を井戸に叫んで、懸命に命を呼び戻す場面に感動したことを今でも鮮明に思い出すことができる。

江戸中期に、幕府は貧しい庶民のために小石川養生所を開設した。ここを舞台に山本周五郎は『赤ひげ診療譚《しんりょうたん》』を書き、小説に惚《ほ》れた黒澤明が二年の歳月をかけ映画化した。長崎遊学から戻った医師が、貧しい患者であふれる小石川養生所での医師見習いを命じられ、失意の中で反抗もするが、次第に患者や赤ひげから学び、自らの意志で養生所に残るというヒューマニズムを描いている。

「赤ひげ」は、病を生む諸悪の根源は「貧困と無知だ」といい切り、富裕層から莫大な診療費を取り、幕府の支援が削減される養生所経営を補完する。「赤ひげ」だけが特別なのではなく、貧富の差なく医療を行うという想いは、医学を志した者の心には自然にあるものだ。

僕は研修を終え、青年海外協力隊の小児科医としてアフリカのマラウイで子どもたちを診療した。帰国後、WHOやユニセフと協力してラオスにおいて「ポリオ根絶活動」の世界プログラムに参画した。

二〇〇二年、大学院で「国際保健計画」を教えることになった。マラウイの小児病棟で働いた日々から十年が過ぎていた。意識したわけではないが、講義のためのスライド作成で、十年前とその時のマラウイの乳児死亡率を並べてみると、ほとんど変化がないことに気づき、愕然《がくぜん》とした。千人の子どもが生まれ、一年後には百五十人が死亡する。

マラウイは欧米から経済制裁を受け、一九九三年に民主化に向けた国民投票を行った。干《かん》ばつや洪水などの他に、穀物の輸送にかかわる石油価格の高騰《こうとう》も加わって、あいかわらず貧困層には十分に食料が行き渡っていない。アジアの最貧国ラオスは援助ラッシュである。オーストラリアが金鉱を掘り当て、その会社に勤務する知人の月給は百万円と景気がいい。しかし庶民は恩恵を受けていない。メコン川に売電目的のダムが次々と建設され、保障もないまま住民は立ち退かされている。洪水が多発し、魚は激減して生態系が破壊されている。

二十一世紀を迎え国際社会は「貧困削減」を政策とし、誰もが目標達成を口にしているが、僕は素直に受け入れることができない。貧困削減の支援が途上国の社会的弱者に届いているとは思えないからだ。むしろ貧富の格差が広がり、本当の貧困を作り出している事例が散見する。理由は明らかで、政策策定を行うのは、市場原理主義を推し進め、弱者を切り捨てざるをえなくなったアメリカだからだ。

アメリカは先進国の中で公的な保険制度がない唯一の国で、五千万人近くが保険未加入だ。お金を払えない患者が病院から追い出され、点滴を付け病院服のまま貧民街に置き去りにされる様子を、映画「シッコ」は描いている。保険に加入していても、利益第一の民間保険会社が既往歴を精査し、保険料支払い適応外の審査をくだした医師が高額の報酬を受けている。

自国の弱者を見捨てる国が、どうして世界の途上国の人々の健康を守ることができるのだろう。保健分野に多大な資金供与を行っている世界銀行の歴代総裁はすべてアメリカ人で、ＩＭＦ（国際通貨基金）のトップはすべてヨーロッパの人間である。欧米のエリートとそれを取り巻く金持ちと多国籍企業によって世界は不平等に構造化されている。

ラオスで会ったオーストラリア人の環境専門家はいった。「私は環境アセスメントの光と影をあなたにささやいた。あなたも私に素朴な疑問を質問した者として、心に浮かぶ疑問について声を出す義務がありますよ」

僕もこの本の中で「貧困削減」という美しいレトリックの背景にあるものをささやいてみた。日本人の心には「赤ひげ」の単純なヒューマニズムが宿っている。欧米の声に流されるのではなく、自分の言葉で語ることができるはずだ。

黒岩宙司

黒岩宙司（くろいわ・ちゅうし）

1957年佐賀県生まれ。福岡大学医学部を卒業。大学病院の小児科研修医を経て、別府の国立病院で小児科医師を勤める。その後、青年海外協力隊に応募して89年から２年間、アフリカのマラウイ共和国で小児科医として勤務。帰国してからは、国際保健計画の専門家としての道を歩むことになる。94年からWHOやユニセフと協力してラオスでのポリオ根絶事業に参画し、西太平洋地域での2000年ポリオ根絶宣言という成果を生んだ。2002年から東京大学准教授として、学生に国際保健計画の実情を教えた後、現在は千葉の四街道徳洲会病院に勤務。

小児科医、海を渡る
――僕が世界の最貧国で見たこと

二〇〇八年七月十日　第一刷発行
二〇一〇年七月十日　第三刷発行

著者　黒岩宙司
発行者　首藤知哉
発行所　株式会社いそっぷ社
〒一四六―〇〇八五
東京都大田区久が原五―五―九
電話　〇三（三七五四）八一一九
印刷・製本　株式会社シナノ
落丁・乱丁本はおとりかえいたします

ISBN978-4-900963-42-9　C0095
定価はカバーに表示してあります。